·经方实战书系·

经方温化发微

赵亮/著

余著此书概以《伤寒杂病论》之经方为主，书中案例皆取
效于纯中药，欢迎大家验之临床。

中国中医药出版社
·北 京·

图书在版编目（CIP）数据

经方温化发微 / 赵亮著 . —北京：中国中医药出版社，2019.5（2019.8重印）

ISBN 978 - 7 - 5132 - 5513 - 4

Ⅰ . ①经⋯　Ⅱ . ①赵⋯　Ⅲ . ①方剂学　Ⅳ . ① R289

中国版本图书馆 CIP 数据核字（2019）第 051405 号

中国中医药出版社出版

北京经济技术开发区科创十三街 31 号院二区 8 号楼
邮政编码　100176
传真　010-64405721
保定市中画美凯印刷有限公司印刷
各地新华书店经销

开本 710×1000　1/16　印张 12　字数 189 千字
2019 年 5 月第 1 版　2019 年 8 月第 3 次印刷
书号　ISBN 978 - 7 - 5132 - 5513 - 4

定价　49.00 元
网址　www.cptcm.com

社 长 热 线　010-64405720
购 书 热 线　010-89535836
维 权 打 假　010-64405753

微信服务号　zgzyycbs
微商城网址　https://kdt.im/LIdUGr
官 方 微 博　http://e.weibo.com/cptcm
天猫旗舰店网址　https://zgzyycbs.tmall.com

如有印装质量问题请与本社出版部联系（010-64405510）

内容简介

　　《经方温化发微》创新性提出"药证是方证的尖端"的学术观点，系统阐释温化寒湿的必要性和重要性，并通过经方临证实录进行验证。本书分为上中下三篇，上篇论述经方温化理论，包括温化溯源、温化立法、寒温之辨、温化治法；中篇为经方温化临床，分上焦、中焦、下焦进行论述，涉及32种病证，并附有精彩医案；下篇为医话，主要为作者临床经验的总结，其中不乏一些独到见解。本书内容翔实，语言清晰明了，对经方临床具有较高的研究和参考价值。

我和赵亮先生虽未谋面，却常常在微信朋友圈里读到他辗转全国各地讲解临床经方用药体会的信息。《经方温化发微》融经方治疗和养生科普于一体，诚为难得之中医防治佳作！

——中国中医科学院博士后导师　申春悌教授

《经方温化发微》一书展现了中医学的精髓，把仲景方剂与疾病诊疗紧密结合，从临床的辨证、药物的组方、剂量的运用、疑难病的剖析等方面，发先贤之古训，予后学以启迪，尤值得中医同道分享。

——国家级名中医　郭淑云教授

《经方温化发微》以问题为纲，以病例为目，介绍经方诊病思路，是一本优秀的中医实践录。作为一路见证赵亮成长的老师，深感欣慰，真诚推荐！

——河南中医药大学　赵文霞教授

《经方温化发微》将经方辨治理法与中医养生理念相结合，有伤寒六经之临证底蕴而灵活应用经方，有内经养生之实践智慧而圆融保身长全，实乃知行合一、格物致知之好书，特推荐给愿做铁杆中医之同仁读之。

——国内实力派经方临床家　毛进军教授

《经方温化发微》从医话到医案，从治疗到养生，逻辑严密，实事求是，是当今青年中医研学经典经方的范本。

——中国中医药报社　海霞编审

《经方温化发微》以病例为线索，以问题为导向，如同教学查房一样，将疾病的特点及诊疗思路娓娓道来，是一本符合临床实际需要的优秀的中医"工具书"！

——广东医科大学附属第二医院大外科主任　李碧君教授

《经方温化发微》用自己真实的临床案例剖析经方如何运用于临床，用确切的临床疗效让患者真实地感受到经方治疗的有效和惊喜。

——湛江中心人民医院重症监护室主任　莫俊德教授

余自研读中医以来，从经典著作到各家学说，从中医教材到名医经验，常感叹中医之博大，医海之浩渺，纵然穷极一生，恐不能知其一二。此种感受，相信各位中医同仁亦常有之。

余自幼素爱国学，故常研读《易经》《孙子兵法》《三国演义》等著作，甚为感慨古人智慧之高深。中医学原本就是国学经典的一部分，其理自当是相通的。

比如《易经》，国学经典之源头，看似简单，实则深奥；看似复杂，实则至简。它以太极统天下，以阴阳阐万物，于变化之中探寻不变之理，让你慧眼识珠，学会透过纷繁复杂的现象找出事物的本质规律。"太极"就是中医的"整体观念"，"阴阳变化"就是中医"辨证论治"的根基，中医要做的就是透过复杂的临床症状辨清疾病背后的病机（即证的本质）。

比如《孙子兵法》，乃历代兵家必读之经典，其内容博大精深，其逻辑缜密严谨，深刻揭示出兵法之思想精髓乃"知己知彼，百战不殆"，兵家之至高境界乃"不战而屈人之兵"。这和中医又是不谋而合，"知己知彼"就是要我们既弄清疾病机理和患者体质，又要熟识方证、药证，而"不战而屈人之兵"乃是中医真正的目的——"上工治未病"。

再比如《三国演义》，孔明论将帅之道，认为高明之统帅不仅要知己知彼，善用兵将，还要观天时，明地利，懂人生。孔明所谓的将帅之道又何尝不是我们的"医道"，中医理论的产生就是通过古人仰观天文，俯察地理，中晓人事，远取诸物，近取诸身，并加以研究总结出来的。我们常说中医讲究"三因制宜"，即因人制宜、因地制宜和因时制宜，这恰与孔明所论述之"兵道"不谋而合。

随着对国学经典研读的加深，我渐渐发现，世间大道**"莫不至简，而非至繁"**。然纵观中医之发展，却日渐烦琐不堪，经典不彰，学说泛滥，莫衷一是。尤其是不少医生唯古人是从，认为凡是古代医生的言论都是对的，纵然与临床不符亦不敢怀疑、不敢反对，更有甚者临证教学和撰写论文不假思索地大肆引用，殊不知古代医生亦有为流芳千古而不惜欺世盗名者，今之医者不可不察。

而谈起中医脉诊，恐当今多数医生穷其一生而不得其要领，究其原因，一则脉象繁多，难以掌握，二则师者不明，看似了然，实则心虚，以假乱真传于后人。那么，中医的脉象真有这么复杂吗？真有必要这么复杂吗？既然大道至简，缘何脉诊不可以简化？所以，我在后文设专章以论"脉学至简"。

余之门诊临证，所取之效皆中药经方之功，来诊之人络绎不绝，常是门庭若市，来诊之疾亦是内外妇儿皆有，常是病痛而来，满意而归。

临证日久，愈发感觉责任重大，余著此书，实乃初衷所在，使命使然。余在临床教学和全国论坛讲座中常常呼吁，中医唯有实事求是，才有真正发展。愿此书能够抛砖引玉，力邀到更多中医临床大家和实力派高手广播真经，振兴中医，造福黎民。

赵 亮

广东省首批名中医传承工作室负责人

2018 年 10 月 1 日于湛江

1. 本书中所有医案处方所采用的煎煮法均为**药物同煎，不分先煎后下，皆武火煮开改文火超过 1 个小时**。关于"中药煎煮法的思考"，书中设有专篇详细讨论。

2. 书中所用制附子皆为"**黑顺片**"，关于附子的炮制本书设有专篇论述，书中医案制附子用量最高未超过 30g，加上煎煮时间均已超过 1 个小时，故无毒性反应。

3. 关于"细辛不过钱"之说，源于宋代陈承所著的《本草别说》，其所指乃细辛研末用不能过钱。观仲景方用细辛，多用二至三两，但须注意是入**汤剂**。书中医案所用细辛为常用量 5g，且入汤剂同煎超过 1 个小时，故无毒性反应。

◎寒湿为诸病之源

◎病多寒湿，法当温化

◎舌诊辨寒热，脉诊定虚实

◎方证是辨证的尖端，药证是方证的尖端

◎阳虚生寒，失运成湿，寒湿易凝，凝致
痰瘀，痰瘀结瘤。

目　录

下篇   静心斋医话

上篇
经方温化理论

病多寒湿

法当温化

第一节　温化溯源

1. 何谓"温化" "温"即温补，包括温阳和祛寒，即用温热药治疗虚寒证的方法，主要针对寒邪或阳虚。阳气对于人体非常重要，正如《素问·生气通天论》所说："阳气者，若天与日，失其所，则折寿而不彰。"寒邪作为病邪，最容易伤人体阳气。所以，阳虚或寒邪伤阳者均应施以温补之法，使寒邪祛而阳气复，此即"虚者补之""寒者热之"之理。

"化"即变化。《荀子·正名》曰："物有同状而异所者，有异状而同所者，可别也。状同而为异所者，虽可合，谓之二实。状变而实无别而为异者，谓之化。有化而无别，谓之一实。"由此可见，"化"乃是变化之意，即从一种状态向另一种状态改变。

2. 温化之起源 "温化"思想最早起源于《黄帝内经》，如《素问·生气通天论》曰："阳气者，若天与日，失其所，则折寿而不彰，故天运当以日光明。"《素问·阴阳应象大论》曰："阳化气，阴成形。"张介宾注："阳动而散，故化气，阴静而凝，故成形。"《素问·至真要大论》曰："湿淫于内，治以苦热，佐以酸淡，以苦燥之，以淡泄之。"

张仲景的《伤寒杂病论》将"温化"思想充分运用于临床。比如，小青龙汤、射干麻黄汤温肺化饮以治咳喘，理中汤、甘姜苓术汤温中燥湿以治泄泻和寒湿腰痛，真武汤温阳化饮以治水肿等。

张景岳在诊治疾病中重视阴阳，认为元阴、元阳是人体生命的根本，养生论治应立足于阳气，重视温补元阳。他擅用熟地黄，认为熟地黄味甘、微苦，味厚气薄，沉也，阴中有阳，常以熟地黄配伍半夏，治疗肺肾虚寒，水泛为痰。

第二节　温化立论

1. 寒湿之因

（1）地域气候和文化特征：《素问·异法方宜论》云："黄帝问曰：医之治病也，一病而治各不同，皆愈何也？岐伯对曰：地势使然也。"清代广东名医何梦瑶通过仔细观察、研究岭南气候条件下人体病变的规律，在《医碥·中湿》中说："岭南地卑土薄，土薄则阳气易泄，人居其地，腠疏汗出，气多上壅。地卑则潮湿特盛，晨夕昏雾，春夏淫雨，人多中湿，肢体重倦，病多上脘郁闷，胸中虚烦，腰膝疼痛，腿足寒厥。"并认为湿邪"上中下外，无处不到"，他指出岭南人"冒雨卧湿，岚瘴薰蒸，外感湿气""饮食之湿，脾土所生之湿本乎人，皆自内出"。由此可见，岭南地区"人多中湿"。

余临证于岭南沿海之地，查病确以寒湿居多，究其原因有四。

其一，东南沿海属海洋气候，雨季频繁，台风颇多，且地下水位较高，红土固含大量水分，导致空气相对潮湿，故其民患病多湿。

其二，岭南全年日照较长，平均气温偏高，终年以炎热气候为主，少有严寒。根据阳气四季规律，春生夏长、秋收冬藏，岭南地区一年四季阳气耗散太过而收藏不及，故其民多阳虚寒湿。

其三，岭南居民尤其是沿海地区居民，进食海鲜较多，海鲜多性寒，久食易伤阳蕴湿。

其四，岭南地区凉茶文化盛行，其民误以为气候湿热则人体内亦多湿热，于是常饮清热泻火祛湿之凉茶或以薏苡仁、土茯苓煲汤，殊不知外热则内寒乃阴阳之规律，正如盛夏炎热而地水偏凉，冬季寒冷而地水偏温是也，薏苡仁、土茯苓虽可祛湿，然亦可清热，阳气受伤则寒湿内生。

（2）现代人生活方式特征：除开岭南之外，余至全国各地会诊发现，其他地区人们体质亦多寒湿。详究其因有六。

其一，长期熬夜。今之人多长期熬夜，上至七八十老者，下至三五岁孩童，或因手机娱乐，或因工作繁忙，均少有休息，故人体阳气耗散太过而又得不到涵养补充，以致阳虚而寒湿内生。

其二，饮冷时尚。今之人以饮冷为潮流，动辄大饮冰冻饮料，无冰不爽，无冷不欢，大伤脾胃阳气，酿生寒湿。

其三，凉茶盛行。凉茶文化全国盛行，清热祛湿凉茶随处可见，然今之人不识体质之异，不顾寒湿之患，甚者家中常备、肆意饮之，久而久之，阳气渐衰，寒湿内盛。

其四，错误运动。一是夜间运动，夜间打篮球、夜间健身馆健身、夜间跑步等。自然规律是夜间阳气以收藏为主，人应以静为主，不可过度体育锻炼。我一般建议大家可以晚饭后散步。二是过量运动，许多人认为运动就一定要多出汗，出汗就是排毒，这是一个极其错误的观点。中医学认为，血汗同源，精血同源。适量出汗是机体的新陈代谢，过量出汗则消耗人体阳气，消耗精血物质基础。三是运动方式有误，女子35岁之前，男子40岁之前，阳气日益充盛，可以适度剧烈运动；而女子35岁之后，男子40岁之后，阳气渐衰，建议以健步走为主要运动方式，不宜再剧烈运动，鉴于今之人消耗太过，阳气衰退提前，故而健步走的年龄亦可提前。

其五，空调普及。随着人们经济水平的提高，夏天使用空调的人群越来越多，空调的使用频率也越来越高，空调的温度被越降越低，导致人体阳气受伤，故而出现今之儿童常患过敏性鼻炎，今之成年人感冒常反复发作等所谓的"空调病"。

其六，药邪损伤。今之医者遇病擅用大量针水（中医学认为，此为水邪）或苦寒清热解毒之剂，不辨人体寒热，不顾正邪盛衰，盖以为咽痛、口干皆热盛，不查舌淡胖、苔白腻而脉沉细弱，不知此多为上热下寒、上盛下虚之证，不识咽痛可有寒邪所致，口干可因寒饮不化，过用寒凉药物或大量针水更加重阳虚寒湿。

2. 寒湿之患

（1）外寒引动胃饮：寒湿之邪逆于上，则头晕目眩或头重如裹。

（2）寒饮结于咽喉：上不得吐，下不得咽，则会出现如有异物感之梅核气。

（3）外寒引动肺饮：肺失宣发则恶寒，肺失肃降则或咳或喘。

（4）寒饮停胃：胃失和降，胃气上逆则呕吐或胃反流；胃失温养，络脉不通，则胃痛喜温。

（5）寒湿下注肠腑：分清秘浊气化失司，则下利；肠腑络脉失养，阻滞不通，腹痛喜温。

（6）寒湿客于冲任、胞中：阻滞经络气血，则下腹冷痛、宫寒不孕、带下清稀量多。

（7）寒湿痹着腰部：腰者，肾之府，故可出现腰中冷痛之肾着病。

（8）脾肾阳虚，寒水泛溢：盖水之制在脾，水之主在肾，脾阳虚则湿难运化，肾阳虚则水不化气，脾肾阳虚可致水湿内停。水气凌心，则心悸；水湿中阻，清阳不升，则头眩；水湿流于肠间，则腹痛下利；寒水不化，则小便不利，肢体浮肿。

（9）寒湿致瘤：阳虚生寒，失运成湿，寒湿易凝，凝致痰瘀，痰瘀结瘤。正如《灵枢·百病始生》所云："积之始生，得寒乃成，厥乃成积也……厥气生足悗，悗生胫寒，胫寒则血脉凝涩，血脉凝涩则寒气上入于肠胃，入于肠胃则䐜胀，䐜胀则肠外之汁沫迫聚不得散，日以成积。"《灵枢·水胀》又云："肠覃何如？岐伯曰：寒气客于肠外，与卫气相抟，气不得荣，因有所系，癖而内著，恶气乃作，瘜肉乃生。"

3. 寒湿之体　根据长期临床实践，余认为，非常有必要在中医九种体质中补充"**寒湿体质**"。其特征归纳如下。

形体特征：体形偏胖且肌肉松软。

常见表现：平素畏冷，面色㿠白或黧黑，精神困倦，胸闷，肢体沉重，常腰冷痛、头晕目眩，嗜睡或失眠，喜热饮食，口唇色淡白或暗淡，毛发易落，易出冷汗，大便稀烂，小便量少或清长。

心理特征：内向沉静，善忍耐或易发脾气常后悔。

发病倾向：发病多为偏寒证，易患水肿、干咳、眩晕、呕吐、泄泻、腹痛、宫寒不孕、阳事不举、脱发、肿瘤等。

适应能力：耐夏不耐冬，不适应潮湿的环境。

4. 病多寒湿，法当温化　俗话说"十病九寒"，民间自古就有"百病寒为先"之说，可见寒邪影响人体健康之甚。临床上寒多与湿并患，由以上寒湿成因分析可知。

余根据当今国人普遍寒湿体质的特点，率先在国内提出"经方温化"的概念和系统学术理论，其理论核心乃"病多寒湿，法当温化"。2018年3月31日，在珠海举办的世界中医药学会联合会古代经典名方临床研究专业委员会成立大会上，余正式被确定为"经方温化"学术团队带头人。

第三节　寒湿之辨

（一）望诊

1. 望面色

（1）面色黧黑：即患者面部均匀晦暗。此色多为机体阳气不足，寒湿太盛所致。《证治准绳·察色要略》曰："黑色属水，主寒，主痛，乃足少阴肾经之色也。"由此可见，黑为肾色，与寒水关系密切。

（2）面色㿠白：即患者面色白而光亮，此色多为阳虚水泛所致。

2. 望舌质

（1）舌淡胖：舌质淡白即舌色比正常舌色浅淡，临床多主虚寒证。《舌鉴辨正》指出，淡白舌是"虚寒舌之本色"，若舌色淡白，舌体胖嫩、湿润，舌边有齿痕，多为阳气不足、寒湿太盛。但要注意的是，今之诸多医生，舌诊过于粗糙，患者舌头一伸当即断为"舌尖红、舌体瘦"，于是辨证为"阴虚"，实则谬也，殊不知患者往往担心医生看不清楚，多伸舌用力，若嘱其放松再观察舌象，则为舌淡胖、边有齿痕。我在经方门诊临床带教过程中常告诫学生，望舌一定要有耐心，不可草率而断，一定要让患者舌头慢慢放松再行观察。

（2）舌淡暗：舌质淡暗（或紫暗）而湿润，多见于寒湿夹瘀，判断是否有瘀要结合舌下络脉。

3. 望舌苔

（1）舌苔白滑：多为水湿内聚的表现，多见于寒湿证。

（2）舌苔白腻：多为阳气被遏、湿浊内蕴之候。

4. 望排出物

《素问·至真要大论》曰："诸病水液，澄澈清冷，皆属于寒。"故凡涕、痰、二便、经带、泪、唾、涎等排出物色淡、白，形质稀薄、清澄，多属于寒湿之候。（注：望排出物常由医生问诊患者所得。）

（二）脉诊

古人通过长期的临床实践，发现寸口脉可以反映全身脏腑气血的生理、病理状况，寸口脉相当于全身脏腑气血盛衰的一个信息窗口，如《素问·五脏别论》说："是以五脏六腑之气味，皆出于胃，变见于气口。"《难经》曰："寸口者，脉之大会……五脏六腑之所终始。"由此可见，寸口脉实质上是人体五脏六腑气血盛衰的一个缩影，寸关尺犹如人体平卧时的上中下三部。

脉学基础

1. 辨寸关尺三部

寸部：候胸以上至头部。

关部：候膈以下至脐部。

尺部：候脐腹以下至胫足。

2. 辨浮中沉三候

浮取：候病在表。

中取：候病在半表半里。

沉取：候病在里。

3. 辨脉之左右

左手脉：候病在身体左侧。

右手脉：候病在身体右侧。

左右手同时出现：候病在身体中央。

4. 辨脉之阴阳

浮脉为阳，沉脉为阴。

数脉为阳，迟脉为阴。

太过为阳，不及为阴。

5. 辨六部之脉

总论：左手候阴血，右手候阳气。

左手：寸以候心，关以候肝，尺以候肾阴。心主行血，肝主藏血，血之精化阴入肾。

右手：寸以候肺，关以候脾，尺以候肾阳。肺司气主呼吸，脾主生气，肾阳为元气之根。

（举例：左手尺脉无者主绝经、闭经、断经，轻者经量少；右手尺脉无者主阳痿、性冷淡、不孕、流产、痛经、手足冰冷、抑郁、肌肉无力、尿频。）

6. 辨六经之脉（此法出自我的老师徐书教授的经验）

左寸：实则太阳，虚则少阴。

右寸：实则阳明，虚则太阴。

双寸浮太过：属太阳、阳明。

双寸不及：属太阴、少阴。

左关：实则少阳，虚则厥阴。

右关：实则阳明，虚则太阴。

左尺：实则太阳膀胱；虚则少阴，病在脏，属肾气虚。

右尺：实则少阳三焦，大便难；虚则属少阴，肾阳虚。

7. 辨仲景脉法（参考《胡希恕讲仲景脉学》）

浮脉：主表，主热，主虚。

沉脉：主里，主虚，主寒，主水。

数脉：主热，主虚。

迟脉：主寒，主虚，主实。

动脉：主痛，主惊。

实脉：主实。

虚脉：主虚。

促脉：主表，主结胸。

结代脉：主虚，主瘀血。

长短脉：长脉主实，短脉主虚。

大脉：主实热，主虚。

细小脉：主气虚，主血不足。

紧：主寒，主饮，主邪盛，主病势紧张。

缓脉：主津血虚。

弦脉：主半表半里，主寒，主水。

弱脉：主虚。

滑脉：主实，主热。

涩脉：主津虚血少，主湿，主亡血。

疾（急）脉：主热盛，主虚。

伏脉：主里，主虚，主水。

洪脉：主大热，主邪实。

微脉：主气血俱虚。

芤脉：主虚劳，主血不足。

革脉：主亡血，主妇人漏下，主男子失精。

8. 脉法至简

据脉力之虚实，辨阳气之盛衰。

据脉体之大小，辨阴血之盈亏。

据脉位之浅深，辨阳气之表里。

脉浮有力，为阳气在表攻邪；脉浮无力，为阳气不足于表。

脉沉有力，为阳气在里攻邪；脉沉无力，为阳气不足于里。

9. 常人之脉

男属阳，其盛在气，故右手脉常盛于左手；

女属阴，其盛在血，故左手脉常盛于右手。

——此为男女之常。

寸脉在上宜降，故中取可得；

关脉在中主运，故轻触可得；

尺脉在下宜敛，故重按可得。

——此乃常人之脉。

寒湿之脉临床多表现为脉沉迟、沉细弱、沉微、沉弦、沉紧或沉涩。如判断寒湿所在部位，需结合左右手寸关尺六部脉来具体定位。

（三）临证之辨，首重舌脉

1. 辨证准确与否一直是影响临床疗效的关键，余根据多年临床实践提出：

辨证首重舌脉

舌诊辨寒热

脉诊定虚实

2. 寒湿辨证常见舌脉：

舌质淡嫩或胖，边有齿印；

舌苔水滑或舌苔白腻；

脉沉迟、沉细弱、沉弦、沉紧或沉涩。

第四节　温化治法

1. 上焦寒湿证——温肺化饮

临床表现：恶寒，头身疼痛，无汗，咳嗽，痰稀白或干咳无痰，喉中哮鸣有声或气喘。舌淡嫩或胖，苔白腻或水滑，脉沉弦或紧，寸浮。

病机：外寒内饮。

治则：**温肺化饮**兼解表。

方药：小青龙汤加减。

麻黄 10g	桂枝 10g	白芍 10g	五味子 15g
干姜 10g	细辛 5g	半夏 20g	炙甘草 10g
紫菀 15g	款冬花 15g		

煮法：以水先煮麻黄，去上沫，内诸药再煎，汤成温服。

加减：伴颈部僵硬不舒、恶寒甚者，加葛根；伴咳嗽、咽痒甚者，合半夏厚朴汤；伴口干、咽痛者，加桔梗、生石膏。

2. 中焦寒湿证——温中燥湿

临床表现：腹部胀满疼痛，喜温喜按，呕吐，纳差，小便调，大便稀烂，倦怠少气，四肢不温。舌淡嫩或胖，苔白腻或水滑，脉沉细弱。

病机：脾胃虚寒夹湿。

治则：**温中燥湿**兼止泻。

方药：理中汤加减。

党参 20g	苍术 15g	茯苓 30g	白芍 15g
干姜 10g	木香 15g	砂仁 10g	炙甘草 10g
陈皮 15g	防风 15g		

煮法：以水三碗，煮取一碗，汤成温服。

加减：伴口干而小便不黄者，加葛根；伴恶风汗出者，加桂枝；伴蜷卧沉重，利不止者，加附子。

3. 下焦寒湿证——温阳利水

临床表现：畏寒肢厥，小便不利，心下悸动不宁，头目眩晕，身体筋肉瞤动，站立不稳，四肢沉重疼痛，浮肿，腰以下为甚；或腹痛，泄泻；或咳喘呕逆。舌质淡胖，边有齿痕，舌苔白滑，脉沉细。

病机：脾肾阳虚，水湿泛溢。

治则：**温阳利水。**

方药：真武汤加减。

红参 10g	苍术 15g	茯苓 30g	白芍 15g
生姜 5 片	防己 15g	当归 15g	制附子 10g（先煎）
川芎 15g	泽泻 30g		

煮法：以水三碗，煮取一碗，汤成温服。

加减：若水寒射肺而咳者，加干姜、细辛温肺化饮，五味子敛肺止咳；下焦阳虚而下利甚者，去芍药之阴柔，加干姜以助温里散寒；水寒犯胃而呕者，加重生姜用量，可更加吴茱萸、半夏以助温胃止呕。

（注：方中白芍其义有四：一者利小便以行水气，《神农本草经》言其能"利小便"，《名医别录》亦谓之"去水气，利膀胱"；二者柔肝缓急以止腹痛；三者敛阴舒筋以解筋肉瞤动；四者可防止附子燥热伤阴，以利于久服缓治。）

中篇
经方温化临床

临床疗效
是检验一切理论正确与否的唯一标准

第一节　上焦温化

一、干咳未必是阴虚，温肺化饮是关键

清代康熙年间，浙江钱塘名医高士宗在《医学真传》中曾说："诸病易治，咳嗽难医。"相信很多朋友都曾有过这样的经历，感冒好了，但咳嗽却像条长长的尾巴，虽到处医治，名医看尽，中西药尽服而无济于事，少则拖一两个月，多则达数月之久。

咳嗽缘何如此难治？我在临证之余，博览群书，静心思考悟得如下两点。

其一，辨证不准。

今人咳嗽，多见干咳无痰，尤其是久咳不愈者，常夜间干咳明显，或讲话即气紧（气冲）咳嗽，或咽痒则咳。医生见其干咳无痰，遂辨为阴虚燥咳，于是桑菊饮、止嗽散、桑杏汤、贝母瓜蒌散、养阴清肺汤、清燥救肺汤等方遍试之而无效，殊不知干咳乃现象，其本质不一定是阴虚。今之诸多医生往往只看症状，而不知详审病机，症状可以千变万化，然医生需要透过现象把握疾病的本质，即"拨云见日"。

我们来看一下国学经典之集大成之作《易经》。《易经》之"易"，从日从月，乃一阴一阳之谓道。"易"字，一曰变易（即现象），指事物时刻都处在变化当中；一曰不易（即本质），指千变万化的现象背后有其不变的规律。就干咳而言，今时之人多寒湿为患，寒饮内伏不化，自然干咳无痰，并非体内阴虚缺水。这就像冬天你去哈尔滨看雪，那里冰天雪地，并不缺水，但你却感觉异常干燥，甚至口唇干裂，究其原因乃是寒则收引，寒冷则水凝固为冰，空气当中水蒸气减少，自然觉得干燥异常。但临床还要注意，若体内寒饮内伏不深，阳虚不甚，尚可化饮为痰，亦可出现咳痰清稀或白色泡沫痰。所以说，干咳无痰或咳痰清稀皆为现象，究其本质乃寒饮内伏。

其二，治法不对。

今之医生多见咳止咳，动辄大量紫菀、款冬花、枇杷叶、杏仁，甚者为图患者信任，用上罂粟壳，此乃头痛医头、脚痛医脚之法，却不知咳嗽乃人体自我保护性反应。人之所以咳嗽，乃是因为呼吸道或肺内有邪（或为热邪，或为寒饮），西医称之为支气管炎或肺炎，咳嗽是为了帮助人体排出体内邪气，故而治疗咳嗽应该因势利导，而非重镇降逆止咳，正如大禹治水，"宜疏不宜堵"。

就寒饮所致咳嗽的治疗而言，我总结出以下 4 个要点。

1. 温阳化饮是关键 寒饮内伏所致干咳的治疗，温肺化饮是基础，是最关键的第一步。我常选用的药物：半夏、干姜、细辛、茯苓。

2. 助痰排出是辅助 寒饮化后，应该辅助其排出体外。我常选用的药物：射干、桔梗。

3. 敛肺止咳可收尾 寒饮化后，虽及时排出体外，然肺之气机往往亟待恢复。恢复肺之气机，关键在于敛降肺气。我常选用的药物：乌梅、五味子、杏仁、紫菀、枇杷叶。

4. 早期宜宣，后期宜降 治疗咳嗽，早期以宣肺化痰、排痰为主，可以加快邪气的去除；后期以敛肺降气为主，可以加快肺之气机恢复正常。

【验案赏析】

验案 1：李某，女，45 岁，2017 年 4 月 17 日初诊。

主诉：干咳 1 月余。

病史：患者诉 1 个月前感冒输注抗生素后出现咳嗽，咳嗽初期有白痰，曾在当地医院服用阿奇霉素、氨溴索和中药治疗 1 个月，咳嗽变成干咳无痰，且较前加重，查胸片提示肺纹理增粗紊乱。经人介绍前来就诊，刻下症：患者精神疲倦，面浮无华，干咳无痰，夜间尤甚，无恶寒发热，晨起口苦，口干不欲饮，咽痒如有异物感，小便正常，大便偏烂。舌质淡，苔白腻，脉关尺沉，左寸浮细。

辅助检查：胸片提示肺纹理增粗紊乱。

辨证：太阴、少阳合病兼水饮。

治则：温肺化饮。

方药：苓甘五味姜辛夏杏汤合半夏厚朴汤加味。

茯苓 30g	细辛 5g	法半夏 25g	杏仁 15g

干姜 15g	五味子 15g	厚朴 15g	紫苏子 30g
黄芩 20g	炙甘草 10g		

3 剂，每日 1 剂，水煎服，1 日之内当茶慢慢饮。并告知患者服药期间如咳嗽增加，不用担心，继续服完药。

二诊：患者诉第 1 剂中药服完，咳嗽加剧，痰增多。因为比较信任我，于是坚持服完 3 剂，咳嗽顿失。为防止复发，予苓甘五味姜辛汤原方各药均取 5g，调理 1 周。

按：患者精神疲倦，面浮无华，干咳无痰，夜间尤甚，口干不欲饮，大便偏烂，舌质淡，苔白腻，脉关尺沉，辨证属太阴病苓甘五味姜辛夏杏汤方证；咽痒如有异物感，左寸浮细，辨证属半夏厚朴汤方证；晨起口苦，当属黄芩药证。故合方取效甚捷。

验案 2：朱某，女，25 岁，2018 年 6 月 12 日初诊。

主诉：恶寒伴咳嗽 1 周。

病史：患者 1 周前因在海边吹风后出现感冒，恶寒发热，体温最高 39℃，在当地综合医院急诊科输液抗生素后体温恢复正常，但出现咳嗽、恶寒。曾服中西药，效果欠佳。经人介绍前来就诊，刻下症：患者精神疲倦，咳嗽痰少黏，比较难咳出，恶寒，怕吹空调、风扇，咳时感觉气紧，要拼命用力咳才稍觉舒服，咳时头胀痛，腰背痛，口干无口苦，纳眠差，二便调。舌淡，边有齿痕，苔白腻，脉关尺沉弱，左寸浮。

辅助检查：门诊胸片提示肺纹理增粗紊乱，血常规正常。

辨证：太阳、太阴合病。

治则：温肺化饮。

方药：小青龙汤、桂苓五味甘草汤、甘姜苓术汤合方加减。

法半夏 25g	茯苓 30g	干姜 10g	细辛 5g
麻黄 10g	白芍 10g	射干 10g	桂枝 30g
五味子 15g	苍术 15g	紫苏子 30g	炙甘草 10g

4 剂，第 1 天煮两剂，白天 1 剂，晚饭后 1 剂。余两剂每日 1 剂，水煎服，1 日之内当茶慢慢饮。

患者第 2 日中午致电于我，诉咳嗽、怕冷、头痛都已消失，仅少许腰痛，问我余下两剂是否喝完？我告知余下两剂均去掉麻黄、细辛、五味子、法半夏、白芍、紫苏子、射干，桂枝减为10g，服完即可。

按：患者精神疲倦，咳嗽痰少黏，比较难咳出，恶寒，怕吹空调、风扇，腰背痛，口干，舌淡，边有齿痕，苔白腻，脉关尺沉弱，左寸浮，辨证属小青龙汤方证；咳时感觉气紧，要拼命用力咳才稍觉舒服，咳时头胀痛，辨证属桂苓五味甘草汤方证；气紧和头胀痛乃水气上冲所致，正合桂枝降气冲药证。患者虽口干，但小便正常，故而判断无阳明证。患者腰背痛，口干，舌淡，边有齿痕，苔白腻，脉关尺沉弱，辨证属寒湿腰痛之甘姜苓术汤方证。

【个人心得】

1. 小儿咳嗽虽无热，宜加石膏小青龙　我通过长期临床实践发现，小儿尤其是3岁以下者，咳嗽虽无明显热象，然在使用小青龙汤治疗的时候，还是应该加入适量石膏以佐之，因3岁以下小儿多饮奶粉，体内留有积热，一味温阳常易诱发阳明之火。

2. 咳嗽伴咽痒，半夏厚朴汤　今之医生，见咳嗽伴咽痒，皆以为有风，常加荆芥、防风、薄荷、前胡、僵蚕等，疗效并不明显。我通过长期临床实践发现，在辨证基础上合方半夏厚朴汤，取效甚捷。

3. 咳嗽伴气冲，桂苓合方用　临床上，经常会遇到突然阵发性咳嗽加剧难以停止者，或出现在讲话后，或出现在情绪激动后，许多医生常加用敛肺止咳药物，诸如大量枇杷叶、紫菀、款冬花等，然其疗效平平。此乃水气上冲所致，正合桂苓五味甘草汤方证病机，我在临证遇此情况恒用之，效果如神。

4. 服药咳嗽剧，疾病治愈快　许多干咳患者在服用温肺化饮中药治疗时，常在第1、第2剂服药后咳嗽加剧，这种现象多属于正常（除非辨证不准）。咳嗽加剧是因为体内寒饮得化欲排出，所以不必担心，继续服药，很快便愈。

5. 咳嗽期间饮食宜忌　许多患者咳嗽期间或咳嗽治愈后，因为饮食不注意常导致病情拖延或复发，那么饮食到底有哪些禁忌呢？我在临床上总结了咳嗽饮食三忌：一忌海鲜鱼虾蟹，二忌辛辣煎炸烤，三忌冰冻生冷果。

二、鼻炎宣通一时效，标本兼治可除根

提起过敏性鼻炎，患者常感到十分痛苦，有时鼻塞至难以呼吸，炎炎夏日却只能眼巴巴看着别人吹电扇、享空调，有些虽结婚却不能和爱人同床共枕，只能叹息。

不知何时起，过敏性鼻炎竟然成了这个世界的疑难病，从大医院到小诊所，从小郎中到大教授，多束手无策。于是一些打着专治鼻炎旗号的专科医院应运而生，许多患者走投无路而去就医，结果疾病未愈，又花了大量冤枉钱。个别民间中医借此机会推出秘方挣钱，无效也罢，但导致有些患者出现不良反应，严重者甚至肾脏衰竭。

过敏性鼻炎真的这么难治吗？

曾经我也在此病的治疗上显得心有余而力不足，明明辨证不错，却效果平平。我素爱思考，自研究经方以来，临证遇此疾豁然开朗，特总结分析如下。

过敏性鼻炎分 3 个部分。

1. 标证 鼻窍不通难呼吸，即表现为鼻塞呼吸十分困难。

2. 本证 素体阳虚恶风寒，常遇风、遇冷则发作。

3. 病理因素 内有寒饮流清涕，经常晨起打喷嚏、流清水鼻涕。

了解了过敏性鼻炎的标本和病理因素，那么治疗上就迎刃而解了。我在临床中总结出以下规律：**治标宜宣通，治本宜温阳，祛除病理因素宜化饮**。

合而言之，即"**宣肺通窍，温阳化饮**"。此虽为治疗过敏性鼻炎的大法，但因南方更多寒湿为患，故选方我常以麻黄细辛附子汤合苍耳子散加味治疗，效果甚佳。然临证仍要结合具体情况来辨析，并非过敏性鼻炎皆寒证。

【验案赏析】

验案 1：张某，女，7 岁，2017 年 2 月 6 日初诊。

主诉：反复鼻塞流涕 3 年余。

病史：患者母亲代诉，3 年前患者感冒后，经治疗恢复不彻底，遂反复出现鼻塞、流鼻涕，吹风扇和空调则加重，到处医治，中西药遍试，效果不佳。经人介绍前来就诊，刻下症：患者精神稍差，面色白，晨起鼻塞严重，

打喷嚏，流清鼻涕，遇风尤甚，出汗多，特别怕风，无口干口苦，二便正常。舌质淡，苔白腻，脉寸浮细，关尺沉。

辨证：太阳病兼饮。

治则：温肺化饮，宣通鼻窍。

方药：桂枝加黄芪汤合苍耳子散加味。

黄芪 20g	细辛 2g	桂枝 10g	苍耳子 5g
干姜 5g	茯苓 10g	白芍 10g	红枣 10g
白芷 5g	辛夷 5g	炙甘草 10g	

3剂，每日1剂，水煎服，1日之内当茶慢慢饮。

二诊：患者母亲代诉，服完第2剂鼻塞明显改善，3剂中药服完，鼻塞、打喷嚏、流鼻涕等症状基本消失，出汗明显减少，稍怕风。嘱原方继服7剂。

三诊：诸症消失。为防止复发，原方转做膏方调理1月余，鼻炎痊愈。

按：患者晨起鼻塞严重、打喷嚏、流清鼻涕，辨证属苍耳子散方证；遇风尤甚，出汗多，特别怕风，脉寸浮细，辨证属桂枝加黄芪汤方证；鼻涕清，苔白腻，脉关尺沉，当辨为里有寒饮，以干姜、细辛、白芷温阳化饮治之。故合方取效甚捷。

验案2：杨某，男，28岁，2017年5月8日初诊。

主诉：反复鼻塞10余年。

病史：患者诉10年前感冒恢复后因天热天天吹空调而引起，反复晨起鼻塞、流涕，海边吹风和开空调则明显加重，到处医治，效果不好。经朋友介绍前来就诊，刻下症：患者精神尚可，每日晨起鼻塞严重，怕风吹，遇风则打喷嚏、流清涕，很少出汗，口苦无口干，二便正常。舌质淡，尖红刺，苔白腻，脉寸弦，关尺沉弱。

辨证：太阳、少阴合病。

治则：温肺化饮，宣通鼻窍。

方药：麻黄细辛附子汤合苍耳子散加味。

麻黄 10g	细辛 5g	制附子 10g	苍耳子 10g
荆芥 10g	防风 10g	通草 10g	黄芩 20g
白芷 10g	辛夷 10g		

7剂，每日1剂，水煎服，1日之内当茶慢慢饮。

二诊：患者诉服完 7 剂中药鼻炎症状基本消失，已无口苦。为防止复发，原方转为膏方，继续调理 3 个月。

按：患者晨起鼻塞严重，打喷嚏，流清鼻涕，辨证属苍耳子散方证；怕风，清涕，脉关尺沉，辨证属麻黄细辛附子汤方证；遇风则打喷嚏，加荆芥、防风，口苦、舌尖红刺，加黄芩。

【个人心得】

1.鼻炎多在感冒后，若遇感冒勿拖延 通过临床问诊，我发现鼻炎患者多在感冒后发生，或因感冒治疗不彻底，或因患者感冒拖延想自愈。故而，我在门诊常告诉大家，若遇感冒勿拖延，一定要及时正确治疗，中医治疗感冒通常在一两天内痊愈，但要找到好的中医大夫。

2.小儿鼻炎多因寒，常吹空调起祸端 现在小儿鼻炎患者越来越多，究其原因是因为空调使用过多，几乎每个家长都担心孩子睡觉热、出汗多，于是天天晚上吹空调，孩子睡觉出汗确实少了，但是患上了晨起鼻塞、打喷嚏的鼻炎。因此，我常告诉大家，空调太过伤人体阳气，尽量少吹。如果太热没办法，一定要开空调，建议尽量设置在 28℃及以上。另外，还要注意经常吹空调容易干燥，孩子更容易诱发上呼吸道感染。

3.鼻炎症状缓解后，膏方调理更关键 临床上特别常见的是鼻炎症状一旦缓解或消失，许多患者或医生以为治好了，便不再重视后续治疗，于是不久又复发，最后成为反反复复治不好的疾病。其实鼻炎症状缓解之后，巩固调理更关键，这决定了患者是否会反复发作。为方便患者坚持服药，我通常建议后期采用中药膏方调理 3 个月，基本很少有人复发。

4.鼻炎患者的宜忌 我在临床上总结了鼻炎患者的"三忌二宜"。

三忌：一忌喝凉茶吃生冷，二忌长时间吹空调，三忌感冒拖延不治。

二宜：一宜坚持锻炼身体，二宜煲汤炒菜放姜。

三、眩晕并非皆木旺，温化寒饮功效良

眩晕是以目眩、头晕为主要特征的一类疾病，"眩"即眼花或眼前发黑，眩晕常见于西医学之梅尼埃病、高血压、颈椎病、脑动脉硬化症、贫血等疾病。

提起眩晕，相信许多医生首先想到的便是和肝有关，因为《素问·至真要大论》云："诸风掉眩，皆属于肝。"且后世医生又在此基础上提出了"水不涵木、肝风内动、肝阳上亢"等眩晕发生的机理。然而，今之医生为何按照从肝论治眩晕常效果欠佳呢？

我在临床带教过程中常跟学生讲，孟子说："尽信书，则不如无书。"这是最精辟透脱的读书法，就是告诉读者要敢于怀疑，要善于独立思考，不可盲目迷信书本。自然界中，唯水之流动可产生漩涡，而风之动则多为摇、为颤。人体当中，无非是气的推动、水液代谢和血液之运行，血从水性，如果体内停水较多，水液代谢紊乱，气携水上升则可致眩。因此，我在临床上提出，**眩晕多与水液运行失常有关，"无水不作眩"**。

我们也可以从治疗眩晕的中药方剂中分析推断出相同的结论，我们学习中药学知道，药物的生长环境常常决定了药性，就像一个人出生的家庭和成长的环境往往决定了其性格。故而，一般生长在阴湿地方或水中的植物药，往往都具有利水之功用。比如，治疗头晕的泽泻，为多年生水生或沼生草本植物；天麻，其生于林下阴湿、腐殖质较厚的地方，故二药均具有利水祛湿止眩晕之功。

此外，治疗眩晕的组方中除了利水药之外，还有另外一类药物，即桂枝、吴茱萸等，此类药物有一个共同特点，就是"**温**"和"**降**"，桂枝温阳降气冲，吴茱萸温阳降浊阴之上逆。之所以要"温"，关键在于眩晕因水而作，而水液的代谢要靠阳气的蒸腾气化；之所以要"降"，关键在于眩晕因气携水上冲所致，故利水的同时必须降上逆之气。

通过大量临床实践，我在临床提出眩晕的病机和治疗要点如下。

1. 核心病机　本在阳虚，标在气逆，病理因素为"水"，无水不作眩。

2. 治疗要点　温阳以治本，降逆以治标，化饮以除根。

此虽为治疗眩晕的大法，然临证仍要结合具体情况来辨析，亦有少阳胆火携饮上冲所致眩晕者，但其基础依旧是以下焦阳虚寒湿为主，而表现为上热下寒之候。

【验案赏析】

验案 1：宋某，女，42 岁，2017 年 8 月 7 日初诊。

主诉：头晕伴腰痛 7 天。

病史：患者 7 天前因在海边宿营，晨起头晕伴腰痛，经由 120 救护车送至当地综合医院，查头颅 CT 未见明显异常，颈椎 CT 提示颈椎骨质增生，腰椎 CT 提示轻度腰椎间盘突出。经用西药、中药治疗，效果均不明显。家人特邀我前去会诊，刻下症：患者精神疲倦，面色白微浮，自诉头晕，头昏重，天旋地转感，不敢起床，不敢转头，腰部重坠疼痛，如有石头坠在腰部，手足冷，口干不欲饮，无口苦，纳差，大便偏烂，小便量少、次数也少。舌质淡白，苔白滑，脉寸微浮细，关尺沉无力。

辨证：太阳、太阴合病夹饮。

治则：温阳化饮。

方药：苓桂术甘汤、吴茱萸汤、甘姜苓术汤合方加味。

茯苓 30g	苍术 20g	桂枝 15g	泽泻 30g
干姜 20g	怀牛膝 30g	党参 30g	吴茱萸 10g
大枣 30g	炙甘草 10g		

3 剂，每日 1 剂，水煎服，1 日之内当茶慢慢饮。

患者家属次日上午打电话告知，患者头晕、腰痛明显改善，嘱其尽服 3 剂中药。

二诊：头晕、大便烂、手足冷均消失，少许腰痛，诉药汤比较辣。处方调整如下。

| 茯苓 30g | 苍术 20g | 川续断 15g | 杜仲 15g |
| 干姜 15g | 怀牛膝 30g | 炙甘草 10g | |

7 剂，每日 1 剂，水煎服，1 日之内当茶慢慢饮。

三诊：患者头晕、腰痛均消失，转头、腰部屈伸皆自如，复查腰部 CT 提示腰椎间盘未见异常。

按：患者头晕，头昏重，小便量少、次数也少，辨证属太阳病苓桂术甘汤方证；腰部重坠疼痛，如有石头坠在腰部，纳差，大便偏烂，辨证属太阴病甘姜苓术汤方证；头晕，手足冷，口干不欲饮，苔白滑，辨证属吴茱萸汤方证。故合方取效甚捷。

验案 2：朱某，男，49 岁，2018 年 3 月 12 日初诊。

主诉：反复头晕、头胀 1 年余。

病史：患者诉 1 年前因头晕、头胀至当地医院体检发现血压高，当时血压 180/98mmHg，遂按照医嘱开始服用降压药治疗，血压虽有所下降，但头晕、头胀始终不减。经朋友介绍前来就诊，刻下症：患者精神尚可，面色晦暗，口唇发暗，自诉头晕，头胀，无口干口苦，下肢轻度浮肿，晨起轻，午后重，每日不想喝水，小便量少，大便两日1次，质软头略干。舌质淡，边有齿痕，苔白腻，脉寸弦，关尺沉无力。（就诊时血压162/96mmHg）

辨证：少阴、太阴合病。

治则：温阳利水，活血降气。

方药：真武汤合当归芍药散加味。

白术 20g	茯苓 30g	制附子 15g	白芍 10g
当归 10g	川芎 10g	泽泻 30g	桂枝 20g
防己 15g	生姜 3 片		

7剂，每日1剂，水煎服，1日之内当茶慢慢饮。停服所有西药，注意每天清晨平卧状态下监测3次血压，取平均值记录下来。

二诊：患者诉服完第5剂中药头晕、头胀症状即明显减轻，下肢水肿已消失，大便日1次，稍烂。现已服完7剂中药，晨起测血压平均值为142/88mmHg。嘱上方去防己，减桂枝为10g，生姜改干姜10g，继服7剂。

后电话告知，所有症状均已消失，血压136/80mmHg。表示感谢。

按：患者头晕，下肢轻度浮肿，晨起轻，午后重，每日不想喝水，小便量少，脉关尺沉无力，辨证属少阴病真武汤方证；面色晦暗，口唇发暗，下肢轻度浮肿，舌质淡，边有齿痕，苔白腻，辨证属当归芍药散方证；患者头胀，乃气携水上冲所致，正合桂枝药证。故合方治疗而痊愈。

【个人心得】

1. 眩晕多以水为主，利水苓泽与苍术 通过大量临床实践，我提出"无水不作眩"的观点。因此，治疗眩晕当以利水为主。经验利水组合：**茯苓、泽泻、苍术**（或白术）。关于苍术与白术的选择问题，我的临证经验是湿盛便烂者宜苍术，湿盛水肿者宜白术。

2. 眩晕尚有少阳证，口苦咽干柴胡功 临床上，有些眩晕患者舌苔白腻厚，但伴有口干口苦，多为合病少阳证。我常在辨证的基础上予苓桂术甘汤合小柴胡汤加减治疗，效果甚佳。

3. 眩晕预防需远湿，早睡锻炼是关键 既然"无水不作眩"，那么日常生活中大家一定要远离潮湿，如席地而卧，海边、山顶宿营等。其次，早睡和锻炼身体有助于机体阳气的恢复，阳气足自然湿气散，而且经常做颈部保健操有助于预防颈椎病的发生和发作。另外，南方人有煲汤习惯，喜欢用土茯苓、薏苡仁等煲汤，这是不对的，建议煲汤放生姜、红枣、茯苓，以健脾祛湿，预防眩晕的发生。

四、莫见咽痛就清热，温化伏火取效捷

相信很多人都有过咽痛的经历，有些患者因为扁桃体反复发炎导致咽痛，索性在西医大夫的劝说下切除扁桃体；有些患者咽喉一痛就去购买抗生素、板蓝根、双黄连等服用；还有些大夫，一见咽痛便清热，银翘散、白虎汤、养阴清肺汤等遍试之，结果咽痛虽止，感冒却接踵而至，患者很无辜，大夫也很无奈。

为何咽痛一清热就会感冒？难道咽痛不是热吗？

在回答咽痛是否属热之前，我先为大家区分一下咽与喉。

"咽"分为3部分：一是口咽部，即张开口我们能看到的软腭、悬雍垂、舌头，以及两侧的扁桃体所围成的这个腔称为口咽部（其后壁称咽后壁）；二是鼻咽部，即位于悬雍垂向上至鼻腔的后端（我们需借助鼻咽镜才能看清），这个腔称为鼻咽部；三是喉咽部，即舌根部向下至会厌上缘（需借用喉镜才能看清），这个腔为喉咽部。"喉"则是指喉咽部再向下的部分。

咽和喉都是上呼吸道的组成部分，因其黏膜相互延续，故其疾病也就难以明确分清。但是，是否合并喉炎还是容易鉴别的，因为喉是发声器官，当病变出现声音变化时，就表示有喉的疾病了。

了解了西医学对咽与喉的认识，我们再来看看咽喉部的中医经脉络属关系。

足少阴肾经：循喉咙。

手少阴心经：上夹咽。

足厥阴肝经：循喉咙。

手厥阴心包经经别：上循喉咙。

足太阴脾经：夹咽；经别：上结于咽。

足阳明胃经经别：通于心，上循咽。

足少阳胆经经别：上夹咽，出颐颔中，散于面。

手太阳小肠经：循咽。

从上面的经脉络属来看，与喉咙有关的经络为心包经、肾经和肝经 3 条阴经；与咽有关的经络为脾经、心经两条阴经和小肠经、胆经、胃经 3 条阳经。我在临床教学中常给学生讲，世间任何疾病皆有一阴一阳，咽喉痛也不例外，正如《素问·阴阳别论》曰："一阴一阳结谓之喉痹。"

《伤寒论》有云："少阳之为病，口苦、咽干、目眩也。"说明少阳之辨重在咽，而足少阳胆经经别上夹咽，《针灸甲乙经》曰："夫胆者，中精之腑……咽为之使。"故而咽为辨少阳病的关键所在。但由于《伤寒论》少阴病篇少有提及咽部病变，所以今之临床大夫多以少阳论治咽痛，后又受温病学派的影响，动辄便用银翘散治疗咽痛。殊不知咽痛少阳热证虽多，亦常有少阴寒证。

从临床来看，咽喉痛患者确实存在阴证和阳证之分。阴证多以少阴病为主，兼有太阴病，乃寒湿痹阻咽喉；阳证多以少阳病为主，兼有阳明病，乃阳热痹阻咽喉。

因此，我在临床上提出咽喉痛的病机和治疗要点如下。

1. 核心病机　实在少阳、阳明，虚在少阴、太阴。

2. 治疗要点　少阳、阳明宜清，宜小柴胡汤加石膏、桔梗。少阴、太阴宜温，宜麻黄细辛附子汤或潜阳封髓丹加味。

（注：封髓丹，本方原出于元代《御药院方》，功能"降心火，益肾水"。郑钦安非常推崇此方，认为"此一方不可轻视，余尝亲身阅历，能治一切虚火上冲牙疼、咳嗽、喘促、面肿、喉痹、耳肿、目赤、鼻塞、遗尿、滑精诸症，屡获奇效，实有出人意外，令人不解者……至平至常，至神至妙"。方由黄柏、砂仁、甘草组成，郑氏认为，黄柏味苦入心，禀天冬寒水之气而入肾，甘草调和上下，又能伏火，真火伏藏，黄柏之苦和甘草之甘，苦甘能化阴，砂仁之辛合甘草之甘，辛甘能化阳，阴阳化合，交会中宫，则水火既济，心肾相交。本方广泛用于治疗真气上浮各病证，如鼻渊、鼻浊，"予治此二证，每以西砂一两，黄柏五钱，炙草四钱，安桂、吴萸各三钱治之，一二剂即止。甚者，加姜、附二三钱，屡屡获效。"又如头痛偏左偏右，"予常以封髓丹加吴萸、安桂，屡治屡效。"）

【验案赏析】

验案 1：梁某，女，45 岁，2018 年 3 月 12 日初诊。

主诉：咽痛 5 天。

病史：患者 5 天前因受凉感冒，恶寒发热伴咽痛，患者自行买板蓝根服用 1 天，效果欠佳，又买双黄连、清咽颗粒治疗两天，效果亦不明显，后至医院服用银翘散加味治疗两天，恶寒发热基本消失，然咽痛较前加重。经朋友介绍前来就诊，刻下症：患者精神疲倦，咽痛，咽干，微恶风，晨起口微苦，咽部痰多，不欲饮水，时有头痛，小便清，大便正常。舌质淡，边有齿痕，苔白滑，脉寸浮，关尺沉无力。

辨证：太阳、少阴、少阳合病。

治则：温阳化饮，清热利咽。

方药：麻黄细辛附子汤、半夏散及汤合诃子汤加味。

麻黄 5g	桔梗 10g	制附子 10g	黄芩 30g
细辛 5g	桂枝 10g	法半夏 15g	诃子 10g
甘草 20g			

3 剂，每日 1 剂，水煎服，1 日之内当茶慢慢饮。

患者尽服 3 剂中药后，电话告知咽痛诸症均消失。

按：患者咽痛，微恶风，时有头痛，咽部痰多，不欲饮水，辨证属半夏散及汤方证；咽干，晨起口微苦，辨证属黄芩药证；诃子汤乃我治疗咽痛常用专方；舌质淡，边有齿痕，苔白滑，脉寸浮，关尺沉无力，辨证属少阴病麻黄细辛附子汤方证。故合方取效甚捷。

验案 2：张某，女，42 岁，2017 年 8 月 21 日初诊。

主诉：反复咽痛 1 年余。

病史：患者 1 年前因咽痛到当地综合医院就诊，诊断为"化脓性扁桃体炎"，服用抗生素、咽扁颗粒、银翘解毒丸等均无明显效果，遂在医院建议下行扁桃体摘除术，术后仍咽痛，后又至中医院服用清热解毒利咽方剂上百剂，咽痛症状亦无明显好转。经朋友介绍前来就诊，刻下症：患者精神疲倦，咽痛咽干，声音嘶哑，脸色浮白，纳差，消瘦，口干不欲饮水，小便清，大便偏烂，舌淡胖，边有齿痕，苔白腻，脉沉细无力。

咽喉检查：咽后壁滤泡增生。

证属肾阳虚，下寒阴盛，逼阳上腾，当温阳祛寒引火归元治之。

辨证：少阴、太阴合病。

治则：温阳伏火，化饮除湿。

方药：潜阳封髓丹合诃子汤加味。

龟甲 20g	黄柏 15g	制附子 10g	砂仁 15g
甘草 20g	桔梗 10g	肉桂 5g	石膏 20g
诃子 10g	苍术 15g	茯苓 30g	

5 剂，每日 1 剂，水煎服，1 日之内当茶慢慢饮。

二诊：患者诉咽痛症状明显较前减轻，大便已恢复正常，纳食好转，效不更方，继服 7 剂而愈。

按：患者咽痛咽干，久用抗生素、中药清热解毒，阳气损伤严重，由声音嘶哑，脸色浮白，纳差，消瘦，口干不欲饮水，小便清，大便偏烂，舌淡胖，边有齿痕，脉沉细无力等可知，患者明显呈现上热下寒之候，乃阳虚于下，阴火上升，故辨证属潜阳封髓丹方证。诃子汤乃治咽痛专方，加肉桂乃降上冲之阳气归于下，加苍术、茯苓乃因大便偏烂、舌淡胖边有齿痕、苔白腻之太阴寒湿证候，加石膏乃因积寒之下必有伏热，且防诸药过热。故合方治疗而痊愈。

【个人心得】

1. 咽痛失音有专方，本人经验诃子汤　诃子汤乃本人针对咽痛失音的经验方，诃子具有降火利咽之功，专治咽痛音哑。《黄帝素问宣明论方》云："诃子汤，治失音，不能言语者。方予诃子四个（半炮半生），桔梗一两（半炙半生），甘草二两（半炙半生）。上为细末，每服二钱，用童子小便一盏，同水一盏，煎至五七沸，温服。"

2. 咽痛虽因寒湿作，积寒之下有伏热　我在临床带教中常跟学生讲，世间所有疾病皆有阴阳，其非单纯阴证、阳证，而常是阴中有阳，阳中有阴。遇到阴证咽痛，虽寒湿明确，亦不可一味温阳化湿，要知道寒湿从水性而趋下，常逼迫阳气浮于上，形象的比喻就是东北冰天雪地（阴寒）却有蜡梅盛开（阳生）。故而治疗阴证咽痛，温阳化湿的同时亦少加清热药，一则去其浮热，二则制约温阳过热之弊端。临床治病，当有防治结合思想，攻守兼备，方可万无一失。

3. 今人寒湿较多，咽痛凉茶慎饮　作为广东省养生科普专家，我在临床和生活中常呼吁百姓，今人寒湿体质较多，十之八九，咽痛虽上有火，多为下寒所迫，故而凉茶要慎饮，不可一遇咽痛就喝凉茶。同时也要提醒广大中医从业者，莫见咽痛就清热，辨证准确功效卓。

五、莫见失眠就安神，助眠亦可温化饮

根据世界卫生组织的调查，全世界范围内约有三分之一的人存在失眠症状。我国目前也有超过 30% 的人存在失眠症状，失眠已成为威胁人类健康的巨大隐患。失眠会导致神经—内分泌紊乱，使人产生焦虑、抑郁、紧张等情绪，失眠人群患心脏病的风险会比正常人高 2～3 倍，失眠还可诱发高血压、糖尿病、肿瘤等疾病，长期失眠的人死亡率更高。

失眠危害如此之大，患者痛苦异常，我们该如何解决失眠呢？

我在临床教学中，一直反复强调一个观点，那就是"世间所有疾病皆有一阴一阳"，唯有读懂阴阳，方可悟透医理。所谓睡眠，中医学认为，阳入于阴谓之眠，形象点比喻就是太阳落山天就黑了，也就睡了。中国人崇拜龙图腾，也可以这样比喻，阳就是龙，阴就是水，龙潜到水下也就安静了。那么失眠呢？自然就是阳不能入于阴。阳不能入于阴主要表现为两个方面：阳气偏亢于上和阴血不足于下，这两个方面往往不是单一存在的，你中有我，我中有你，彼此依附而存在。

下面我来详细解析一下"阳不能入于阴"的失眠，主要表现为以下几点。

1. 阳气偏亢于上 阳气偏亢于上分为两种情况：一种是阳热亢盛，火旺而不眠，通常病在少阳或阳明，选方为柴胡加龙骨牡蛎汤加减；一种是寒湿聚于下而虚阳浮于上，通常病在少阴或太阴，选方为真武汤合桂枝甘草龙骨牡蛎汤加减。

2. 阴血不足于下 阴血不足于下同样分为两种情况：一种是单纯血虚，虚烦不得眠，选方为酸枣仁汤加减；一种是血虚有热，心中烦、不得卧，选方为黄连阿胶汤加味。

由于当今之国人寒湿体质十居八九，故而寒湿聚于下而虚阳浮于上之失眠患者在当今临床上尤为常见。临床上一些医生以"入睡难、早醒和浅睡眠"来直接判断阴阳盛衰，我认为这是不对的，"入睡难、早醒和浅睡眠"

只不过是表象，比如阳虚患者寒湿在下逼浮阳于上，可以出现入睡难，也可以表现为早醒和浅睡眠，再比如血虚，既可表现为虚烦不得眠，也可以表现为早醒和浅睡眠。故而，我在临床上常告诉学生，一定不要被疾病表现出来的症状所迷惑，要学会透过现象看本质，透过症状抓病机，不可以依据症状直接判断阴阳盛衰。

【验案赏析】

验案 1：陈某，女，46 岁，2018 年 5 月 3 日初诊。

主诉：入睡困难 10 余年。

病史：患者 10 年前因夫妻感情不和开始出现入睡困难，当时自觉心情压抑，白天精神疲倦，夜间困而难眠。曾在省内多家医院进行中西医治疗，效果欠佳，并多次看过心理医生，起初服用西药尚有效果，时间一长，效果渐渐不明显，现已离婚多年。经朋友介绍前来就诊，刻下症：患者精神疲惫，经常自觉心慌害怕，遇事紧张、口干欲饮，但饮水稍多便觉不舒服，无口苦，已绝经、纳差、二便正常。舌质淡，边有齿痕，苔白腻，脉寸浮，关尺沉细。

辨证：太阳、太阴合病。

治则：温阳化饮，潜心安神。

方药：茯苓甘草汤合桂枝甘草龙骨牡蛎汤加减。

茯苓 50g	桂枝 30g	炙甘草 15g	生姜 3 片
首乌藤 30g	生龙骨 45g	生牡蛎 45g	

7 剂，每日 1 剂，水煎两遍倒一起混匀，中午睡前服三分之一，晚饭后至睡觉前服三分之二。并辅以心理疏导。

二诊：患者诉服药至第 4 天晚上已可入睡，心慌、害怕、紧张、口干等症状均已明显减轻。嘱上方继服 10 剂以巩固之，随访均已安睡。

按：患者精神疲倦，心慌害怕，遇事紧张，辨证属桂枝甘草龙骨牡蛎汤方证；患者心慌，口干欲饮，但饮水稍多便觉不舒服，舌质淡，边有齿痕，苔白腻，辨证属茯苓甘草汤方证。故合方取效甚捷。

验案 2：张某，女，42 岁，2018 年 4 月 18 日初诊。

主诉：失眠 3 年。

病史：患者 3 年前开始出现月经量少，医院诊断为卵巢早衰，随后到处医治，服用不少中药、西药，效果均欠佳，随之开始出现心烦、失眠，白天精神疲倦，夜间卧床则头脑十分清醒。曾在省内多家医院治疗，效果不理想。经人介绍前来就诊，刻下症：患者精神疲倦，自诉入睡困难、易醒，经常怕冷，心烦口苦，晨起梳头脱发较多，月经量非常少，经常推迟，纳可，夜尿2～3次，大便偏烂。舌质淡，边有齿痕，苔白腻，脉寸浮，关尺沉细。

辨证：少阴病兼血虚水停。

治则：温阳养血利水。

方药：麻黄细辛附子汤合当归芍药散加减。

茯苓 50g	泽泻 15g	当归 15g	川芎 15g
白芍 15g	麻黄 5g	细辛 5g	制附子 10g
苍术 15g	黄芩 30g		

7剂，每日1剂，水煎两遍倒一起混匀，1天之内当茶饮，晚饭前慢慢喝完。并辅以心理疏导。

二诊：患者诉服药期间白天十分精神，服药至第3天，晚饭后开始自觉困倦，已可入睡。近几日睡眠尚可，偶有早醒，但很快又入睡，服药最后两天夜尿1次，现已无口苦、心烦。嘱上方去黄芩，制附子改为5g，继服7剂。

三诊：患者诉睡眠已经安好，月经刚至，较前经量有所增多，诉其想要调理月经，遂告知药方一直在帮其调理月经。嘱二诊药方改膏方调理3个月。

按：患者月经量少，大便偏烂，舌质淡，边有齿痕，苔白腻，辨证属当归芍药散方证；患者精神疲倦，经常怕冷，夜尿2～3次，脉寸浮，关尺沉细，辨证属麻黄细辛附子汤方证；患者入睡困难、易醒，心烦口苦，脱发，脉寸浮，辨证属少阳黄芩药证。故合方治疗而痊愈。

验案3（此案非温化治疗）：梁某，女，35岁，2018年5月15日初诊。

主诉：入睡困难半年。

病史：患者半年前二胎流产后开始出现入睡困难，当时考虑身体虚弱，就住院静滴氨基酸、黄芪注射液和口服中药治疗，入睡困难不但没有改善反而日益严重。曾在省内多家大医院中西医治疗，效果均欠佳，因考虑将来打算生二胎不敢服用西药地西泮片（安定）。经朋友介绍前来就诊，刻下症：患者精神有些烦躁，就诊时有些不耐烦，不停冲家人发脾气，口苦口干，月经量少，心烦不眠，经常手心发热，小便黄，大便正常。舌质淡，舌尖红，苔腻微黄，脉寸浮数，关尺弦。

辨证：血虚有热。

治则：清上热，养阴血。

方药：黄连阿胶汤合百合地黄汤加减。

黄连 10g	黄芩 15g	生地黄 60g	白芍 10g
百合 30g	首乌藤 30g	鸡血藤 30g	

（另煎药后加生鸡蛋黄两个搅匀。）

3剂，每日1剂，水煎服，中午睡前服三分之一，晚饭后至睡觉前服三分之二。

二诊：患者诉服药当晚即可入睡。嘱上方继服7剂以巩固之。

按：患者月经量少，心烦不眠，经常手心发热，易发脾气，口苦，舌尖红，寸脉浮数，辨证属黄连阿胶汤方证；患者烦躁，口干，小便黄，辨证属百合地黄汤方证。考虑患者经济情况欠佳，故予鸡血藤以代替阿胶，并加入首乌藤以安神。诸方合用而愈。

【个人心得】

1. 温阳附子白天服，泻火养血睡前饮 关于失眠的治疗，选方用药及服用方法都要注意，介绍一下我的临证经验：用附子温阳类方治疗失眠，药方尽量白天服用，晚饭前服完，这样患者白天兴奋抗疲劳，夜间则可抑制助睡眠；而服用泻火、养血、安神类治疗失眠的药方，可以分中午睡觉前和晚上睡觉前服用，这样可以直接改善睡眠。

2. 针对失眠，辅助疗法当因人而异 我在临床带教过程中常给跟诊的学生讲，中医治病重在灵活，随机应变才能应对自如，而且一定要注意医患沟通，要把握"动之以情，晓之以理"的原则。对于更年期的失眠患者，我常建议患者多读一些散文，听一些古典音乐，有条件的话多出去旅行；因工作压力大引起的，建议患者尽量在单位协调工作以祛除诱因；因感情不和引起的，建议夫妻双方配合调解；因为长期熬夜引起的，建议患者尽量合理安排作息时间。

3. 熬粥、煲汤有妙方 作为养生科普专家，我在临床和生活中常建议失眠患者在熬粥、煲汤时可以适当加入茯苓、百合、浮小麦，这3味中药均为平性药物，适合长期服用。若遇糖尿病患者，可建议患者熬粥、煲汤时去掉红枣。

六、产后头痛莫要怕，营卫不足用新加

中国的文化十分重视产后坐月子。坐月子可以追溯到西汉的《礼记·内则》，称之为"月内"，距今已有两千多年的历史。可以说，坐月子是烙在每一个中国人心中的传统文化，坐月子的好坏也往往影响着女性产后的身体恢复程度和疾病的产生。

老祖宗告诉我们，坐月子期间一定要注意避风，少接触冷水，不吃生冷，多注意休息。这是千百年来中国劳动人民的智慧总结，然而今之个别年轻人，受西方文化之影响，盲目崇洋媚外，不懂国学智慧，不识人体之生理病理规律，妄评坐月子为陋习，以至余生为疾病所缠绕，痛苦不已。

至今，我还清晰地记得，初读大学时，有一次看父亲临证，遇产后受风头痛，辄用桂枝新加汤，当时不解就问父亲，父亲说产后营卫虚弱易受风头痛，桂枝新加汤治疗"发汗后，身疼痛，脉沉迟者"，病机吻合，用之故效。

后及我研究生毕业至南海之滨的湛江工作，发现初遇几例产后头痛患者，用桂枝新加汤效果尚佳，随着临证的增多，尤其是近两年，在使用桂枝新加汤治疗产后头痛时效果喜忧参半。初时不解，于是工作之余我常细思之，湛江地处岭南，又为滨海地区，其气候常年以湿热为主，根据天人相应，人体往往呈现寒湿之候，加之其民常食海鲜且不放姜、桂、花椒等配料，海鲜性寒，故而日久加重体内寒湿；加之近年来智能手机盛行，产妇生产之后不懂静心休养，常熬夜玩手机，以致人体阳气消耗甚多而补充不及。因此，此地居民产后头痛常伴阳虚寒湿之候，这也就是为什么单用桂枝新加汤治疗效果喜忧参半的原因所在。

下面，我来详细解析一下产后头痛的病机。

1. 气血不足为本 孕妇生产后，往往因为大量出汗、出血和用力而呈现出明显的气血不足之候，桂枝新加汤本为发汗后身疼痛而设，实乃治营卫不足受外感之证，营卫不足亦即气血不足，正合产后受风之头痛、身痛病机，故而产后头痛宜选桂枝新加汤治疗。

2. 阳虚寒湿为患 孕妇生产后，因为正气不足，往往无力运化水湿，加之气候、熬夜消耗等原因，故而常出现阳虚寒湿之候，患者多表现为手足冷，关节冷痛，遇风遇寒则加重。

【**验案赏析**】

验案 1：陈某，女，33 岁，2016 年 5 月 10 日初诊。

主诉：头痛 5 年余。

病史：患者 5 年前因产后外出受风出现头痛，以胀痛为主，曾在当地医院服用中药治疗，效果欠佳，后改用盐酸曲马多片一直服用至今。经朋友介绍前来就诊，刻下症：患者精神尚可，头痛，恶风，稍活动就出汗，冬天特别怕冷，平时怕冷水，纳眠可，二便正常。舌质淡，苔薄白，脉寸浮，关尺沉弱。

辨证：太阳病。

治则：解肌祛风止痛。

方药：桂枝新加汤加味。

桂枝 15g	白芍 20g	制附子 10g	生姜 7 片
党参 15g	川芎 30g	炙甘草 10g	红枣 5 枚

7 剂，每日 1 剂，水煎服，1 日之内当茶慢慢饮。注意避风，少接触冷水。

患者服 3 剂中药后电话告知头痛基本消失，嘱尽服 7 剂痊愈。

按：患者头痛系产后受风所致，产后气血亏虚，营卫不足，故头痛，恶风，汗出，怕冷，寸脉浮，正合桂枝新加汤方证病机，方证相合而痊愈。根据桂枝新加汤方证病机，产后头身疼痛、术后身痛等均属气血亏虚、营卫不足之候，故可扩展应用范围。

验案 2：李某，男，45 岁，2017 年 5 月 16 日初诊。

主诉：腰背疼痛半年余。

病史：患者近半年来自觉腰部坠胀痛，后背右侧肩胛内侧酸痛，曾在当地医院查颈椎、腰椎 X 线片提示颈椎骨质增生、腰椎间盘轻度膨出，予按摩、针灸、中药治疗，效果均不理想，经朋友介绍前来就诊。刻下症：患者精神疲倦，腰部坠胀痛，后背右侧肩胛内侧酸痛，怕冷，纳差，小便清，大便偏烂，日 1 次。舌淡胖，边有齿痕，苔白腻，脉沉细无力。

辨证：少阴、太阴合病。

治则：温阳散寒，除湿止痛。

方药：附子汤合甘姜苓术汤加味。

党参 30g	干姜 15g	制附子 15g	怀牛膝 30g
川续断 20g	杜仲 20g	苍术 15g	茯苓 30g
白芍 15g	炙甘草 10g		

7剂，每日1剂，水煎服，1日之内当茶慢慢饮。

二诊：患者诉腰背痛明显减轻，纳食好转，无明显怕冷，大便已成形。效不更方，继服7剂巩固疗效而痊愈。

按：患者精神疲倦，腰背痛，怕冷，脉沉细无力，辨证属少阴、太阴合病之附子汤方证；患者腰部坠胀痛，怕冷，纳差，大便偏烂，舌淡胖，边有齿痕，苔白腻，脉沉，辨证属太阴病之甘姜苓术汤方证。故合方治疗而痊愈。

【个人心得】

1. 止痛川芎不可少，标本兼顾功效好 在治疗产后头痛时，我常于经方中加入川芎10～30g。《神农本草经》谓其："主中风入脑头痛，寒痹，筋挛，缓急，金创，妇人血闭，无子。"《医学启源》曰川芎可"补血，治血虚头痛"。

2. 产后坐月最重要，祖宗智慧要记牢 产后坐月子是中国劳动人民的智慧总结，有助于产妇快速恢复身体健康。坐月子最主要有两方面：一是避风远寒，二是进食温补。

3. 产后进食宜温补，贪凉饮冷切莫要 中国的老祖宗早就总结出了产前产后的身体规律：产前一盆火，产后一盆冰。产后妇女多气血亏虚，阳气不足，体内虚寒明显，故饮食要多些温补，可以炖生姜红枣鸡汤等，切忌贪凉饮冷，尤其是现在一些年轻的产妇，坐完月子甚至没做完就跑出去和闺蜜喝冷饮、吃冰激凌、雪糕等，以致后来腹痛、腹泻、恶露不尽。

七、脱发未必是血燥，温阳化饮养血好

脱发，一个在年轻人中越来越流行的疾病。

经常在门诊听到患者讲，最近脱发特别厉害，一梳头就是一地碎发；还

有些患者一头靓丽的乌发走进我的门诊，一问竟是来看脱发，我这才恍然大悟，原来是其脱发太严重了，只能每日带着假发出门。

我们的父辈、祖辈常常是年龄很大了才会出现脱发、谢顶，而如今脱发、谢顶却成了年轻人的流行病，为什么？

查阅古今医集、医案，均言脱发乃血燥、血虚、肝肾阴虚所致，如《医宗金鉴》曰："过服辛热药而眉发脱落者，乃肝血受伤而火动，非风也。宜四物汤、六味地黄丸，以滋肝血，生肾水。"《医学入门》云："少壮有发落，或须亦落者，肾枯火炎，肺痿内风妄动故也，肾气丸、单天门冬膏主之。"

初学中医者常迷信古人的言论。我常跟学生讲，尽信书不如无书，对待古人的观点也要持怀疑的态度，判断其是否正确的唯一途径就是验之临床。所以，我验之临床发现，这些理论并不适合现代人脱发的治疗，如今的脱发患者常呈现明显的阳虚寒湿证候，临床表现为手足怕冷，舌淡胖，边有齿痕，苔白腻，脉沉细弱。何故如此？临证之余，我常思之。

关于现代年轻人脱发的原因和机理，我分析总结如下。

1. 脱发之原因　一则压力过大，来自工作、生活、情感等；二则阳虚寒湿，源于经常熬夜（因为工作、游戏、玩手机等）、喝冷饮（冰冻啤酒、果汁、雪糕等）。这两则原因看似是分开的，实则是一致的，压力过大常导致阳气耗散，日久亦会导致阳虚。

2. 脱发之机理　《疡医大全》云："发乃血之余。焦枯者，血不足也。忽然脱落，头皮多痒，须眉并落者，乃血热生风，风木摇动之象也。病后疮后产后发落者，精血耗损，无以荣养所致也。"可以肯定地说，脱发与血有关，而血之生化需要阳气温煦。阳虚则气血无力化生，阳虚则清阳（即血中营养物质）不能上升，阳虚寒湿则易致发根腐烂，就像庄稼整日浸泡水中根部腐烂枯萎，故而脱发乃"**阳虚寒湿血少**"所致也。

根据以上分析，我在临床上提出，阳虚寒湿血少之脱发当以麻黄细辛附子汤与当归芍药散合方治疗。其中附子温阳，细辛化饮，麻黄促气血升发，当归、白芍、川芎养血，苍术、茯苓、泽泻祛除体内湿邪。二方相合，正合脱发阳虚寒湿血少之机理，我常验之临床，效果显著。

【验案赏析】

李某，女，48岁，2018年3月5日初诊。

主诉：脱发3年余。

病史：患者 3 年前因家庭感情原因开始出现脱发，起初不在意，后来脱发越来越严重，而且月经量减少，并在 1 年后出现闭经。曾在全国各地到处医治，服用逍遥丸、六味地黄丸、金匮肾气丸、知柏地黄丸等中药方加减治疗，均无明显效果，经朋友介绍前来就诊。刻下症：患者精神疲倦，焦虑面容，面色萎黄，情绪易激动，口干口苦，脱发严重，随手一抓就脱落许多，纳差，梦多，心慌心跳，易受惊吓，小便清，大便偏干，两日 1 次。舌淡胖，边有齿痕，苔白腻，脉关尺沉细，寸脉浮。

辨证：少阴、太阴合病。

治则：温阳化饮，清热养血。

方药：麻黄细辛附子汤合当归芍药散加减。

白芍 15g	当归 15g	制附子 10g	川芎 15g
泽泻 20g	黄芩 30g	桂枝 20g	石膏 30g
龙骨 30g	苍术 15g	茯苓 30g	牡蛎 30g
柴胡 15g	枳实 15g	麻黄 5g	炙甘草 10g

7 剂，每日 1 剂，水煎两遍，1 日之内当茶慢慢饮。并做心理疏导。

二诊：患者诉口干口苦已除，大便已恢复正常，纳食好转，心慌心跳明显减少，惊吓稍可耐受，脱发有所改善，予上方去黄芩，继服 10 剂。

三诊：患者诉脱发明显减少，余症悉除。予二诊之方去石膏，继服 15 剂。随访脱发未作，已愈之。

按：患者精神疲倦，面色萎黄，闭经，脱发严重，随手一抓就脱落许多，舌淡胖，边有齿痕，苔白腻，脉关尺沉细，寸脉浮，辨证符合麻黄细辛附子汤合当归芍药散方证病机；患者焦虑面容，情绪易激动，大便偏干，两日 1 次，辨证符合四逆散方证病机；心慌心跳，梦多，易受惊吓，辨证符合桂枝甘草龙骨牡蛎汤方证病机；口干欲饮乃石膏证；口苦乃少阳黄芩证。故合方治疗而痊愈。

【个人心得】

1. 脱发辨证加减法 若患者伴有口干口苦，可加石膏、黄芩；若患者伴有月经量少或闭经，可加鸡血藤；若患者伴有心情不舒畅，可加香附、柴胡、枳壳；若患者伴有慢性腹泻，进食则腹闷易泻，或每日五更泻，常加肉豆蔻、党参、干姜、补骨脂等。

2. 治疗脱发小验方 在临床运用经方内服治疗脱发的同时，我常嘱患者每日清晨以生姜、啤酒煮水洗头发并按摩之，可明显提高疗效，缩短生发疗程。

3. 养发莫贪冷，劝君早睡眠 从前面的分析，我们知道脱发的机理是阳虚寒湿血少，故我在临床上或一些养生课上常跟大家讲，人体寒湿的造成莫过于贪冷饮和熬夜消耗。因此，建议大家一定要尽早休息，少吃生冷，并尽量保持愉快心情。

八、心下停水易短气，严重患者可心悸

短气，也可以说气短，是现代年轻人就诊时最常描述的一个症状，通常还伴有疲倦和肢体沉重乏力。这个症状看起来似乎很简单，许多百姓皆认为是气虚，于是就诊时常说自己气虚短气，一爬楼就气喘吁吁，要求大夫一定要帮自己多开点补气的中药，但是他们说自己天天党参、黄芪煲汤喝好像也没什么效果。今之很多中医大夫，因为受中医传统教学之影响，亦认为短气属于气虚，于是随手就开补中益气汤，治疗许久不见多大效果，却又不解其因。

我初年临证之时，也常把短气疑为气虚治疗，效果欠佳。随着对《伤寒杂病论》的研究逐步深入，加上临证实践的增多，我慢慢发现，短气患者多寒湿体质，或体形肥胖，或经常熬夜、运动较少。通过临床观察还发现，其中寒湿较重者又常合并或单独发生心悸（心律失常），正如《金匮要略·痰饮咳嗽病脉证并治》所云："凡食少饮多，水停心下，甚者则悸，微者短气。"

于是在临床上，针对短气、心悸患者，我常按照寒湿水饮论治，予温阳化饮之方，治疗效果甚佳，遂总结短气、心悸之病因、病机如下。

1. 病因 一是经常熬夜，耗伤阳气；二是地域或居住环境湿重；三是贪凉饮冷。

2. 病机 阳虚寒湿水停（心下有停水，微者短气，甚者悸）。

根据以上分析，我在临床上提出：其短气为主者，可予茯苓杏仁甘草汤加减治疗；其心悸为主者，可予苓桂术甘汤加减治疗。大家不妨临床验证之，皆效果显著。

【验案赏析】

验案 1：陈某，男，25岁，2018年3月12日初诊。

主诉：短气、乏力半年余。

病史：患者半年前因每天晚上熬夜打游戏，睡觉太晚，开始出现短气、乏力，爬楼梯十分明显，蹲起时头晕眼黑。曾在省级医院治疗多时，效果欠佳，查看其病例，曾服用补中益气汤、四君子汤、八珍汤、归脾丸等中药方加减治疗。经朋友介绍前来就诊，刻下症：患者精神疲倦，短气、乏力明显，下肢沉重感，走路多或爬楼梯尤甚，时有胸闷感，口干不欲饮水，无口苦，偶有心慌，蹲起时经常头晕眼黑，纳差，小便清，大便偏干，日1次。舌淡胖，边有齿痕，苔白腻，脉沉细无力。

辨证：少阴、太阴合病。

治则：温阳化饮。

方药：真武汤合茯苓杏仁甘草汤加减。

白芍 10g	苍术 15g	制附子 15g	茯苓 30g
杏仁 15g	桂枝 20g	生姜 5片	炙甘草 10g

7剂，每日1剂，水煎两遍，1日之内当茶慢慢饮。

二诊：患者诉上方服至第3剂诸症即明显改善，服完7剂，短气、乏力已缓解。患者感觉疗效神奇。再予上方，继服7剂，患者精神甚佳，病已痊愈。

按：患者短气，时有胸闷感，口干不欲饮水，舌淡胖，边有齿痕，苔白腻，辨证属太阴病茯苓杏仁甘草汤方证；患者精神疲倦，乏力明显，下肢沉重感，走路多或爬楼梯尤甚，脉沉细无力，辨证属少阴病真武汤方证；患者心慌，蹲起时经常头晕眼黑，舌淡胖，边有齿痕，苔白腻，辨证属苓桂术甘汤方证。故合方治疗而痊愈。

验案 2：朱某，女，21岁，2017年2月6日初诊。

主诉：心慌、心跳3个月。

病史：患者为刚入职护士，3个月前因夜班较多且较忙，入职不到1个月即出现心慌、心跳，伴气短、乏力、胸闷，查心电图提示频发室早二联律，遂在其所在医院的心血管内科就诊治疗，疑为"病毒性心肌炎"，予抗心律失常药物治疗，患者反而感觉心慌、心跳加重，安静休息时亦明显，遂求治于当地名中医，予归脾丸、炙甘草汤、柏子养心汤加减治疗，均未见明显效果。经人介绍前来就诊，刻下症：患者精神疲倦，自觉心慌、心跳明显，活动和安静休息时均明显，易紧张，严重时伴胸闷、呼吸困难，手脚冰凉，无口干口苦，纳眠差，小便清，大便偏干，两日1次。舌淡胖，边有齿痕，苔白腻，脉沉微。

辨证：少阴、太阳合病。

治则：温阳化饮，镇心安神。

方药：桂枝甘草龙骨牡蛎汤合苓桂术甘汤加减。

| 龙骨 45g | 苍术 15g | 制附子 15g | 茯苓 30g |
| 牡蛎 45g | 桂枝 30g | 首乌藤 30g | 炙甘草 15g |

7剂，每日1剂，水煎两遍，1日之内当茶慢慢饮。并嘱其放松心情，适当散步，服药期间正常工作。

二诊：患者诉心慌、心跳症状较前明显减轻，已经不太容易紧张，比之前容易睡觉。上方不变，继服10剂。

三诊：患者精神恢复，偶有心慌、心跳，胸闷、呼吸困难、手脚冰凉等症状均已消失。上方去首乌藤，桂枝减为20g，龙骨、牡蛎均减为30g，继服7剂而愈。

按：患者精神疲倦，心慌、心跳，易紧张，辨证属桂枝甘草龙骨牡蛎汤方证；患者心悸、胸闷、呼吸困难，舌淡胖，边有齿痕，苔白腻，辨证属苓桂术甘汤方证；患者手脚冰凉、脉沉微，辨证属附子药证；加入首乌藤安神助眠，同时可以改善患者易紧张的情况。故合方治疗而痊愈。

【个人心得】

1. 心悸不明原因者，年轻女性最为多 余初年临证之时，常遇见不明原因心悸患者前来就诊，几乎全是年轻女性，且多被心血管专家误判为"病毒性心肌炎"，治疗许久无效，我常以桂枝甘草龙骨牡蛎汤加减治疗，恒效之。究其原因，此类年轻女性患者多呈明显阳虚寒湿之候，或熬夜太多，或平素生活、工作节奏太快，或突然从快节奏工作转为慢节奏工作，或家庭生活不如意，或工作环境太压抑，或居住环境阴暗潮湿等。在治疗的同时，我通常嘱其放松心情，多读些散文，多听些舒缓的古典音乐，经常出去旅行或外出散步，晚上早点休息等。

2. 短气多因寒湿盛，煲汤宜放姜枣苓 通过上面的分析，我们知道短气、乏力多是体内寒湿过盛所致。现代人多有煲汤习惯，且喜欢放石斛、麦冬、沙参、土茯苓、薏苡仁等养阴清热利湿之品，此类中药长期煲汤饮用容易伤及人体阳气，故我在临床上或养生讲课中告诉大家，煲汤一定要放三样东西，即生姜、红枣、茯苓，生姜温胃散寒，红枣健脾益气，茯苓祛湿安神，非常适合现代亚健康的人群。

3. 短气心悸皆有饮，桂枝附子治其本 通过上面的分析，我们知道短气、心悸的病机为阳虚寒饮内停。治疗寒饮，我在临床上提出：上以桂枝温心阳，下以附子温肾阳，桂附同用，可治其本。

九、心下停饮背恶寒，口干养阴未必痊

1. 心下停饮背恶寒 相信大家在门诊上也一定会遇到自觉背部恶寒的患者，有的表现为整个背部恶寒，有的表现为局部恶寒，许多临床大夫遇此证不知所措。究其恶寒原因，我分析如下。

（1）局部背寒：临床上，一些患者描述背寒如巴掌大小，且常表现在胃脘的后背投影区，此乃胃有水饮所致，水性寒，故后背胃区寒冷如手大。正如《金匮要略·痰饮咳嗽病脉证并治》云："夫心下有留饮，其人**背寒冷如手大**。"《丹溪心法》云："痰之为物，随气升降，无处不到。""凡痰之为患，为喘为咳，为呕为利，为眩为晕，心嘈杂，怔忡，惊悸，为寒热痛肿，为痞膈，为壅塞，或胸胁间漉漉有声，**或背心一片常为冰冷**，或四肢麻痹不仁。"

治疗上，依据我的临证经验，宜苓桂术甘汤合茯苓甘草汤。此二方均治疗胃有水饮内停，如《金匮要略·痰饮咳嗽病脉并治》曰："心下有痰饮，胸胁支满，目眩，苓桂术甘汤主之。"《伤寒论》曰："伤寒厥而心下悸，宜先治水，当服茯苓甘草汤，却治其厥，不尔，水渍入胃，必作利也。"

（2）整个背寒：临床上，经常遇见这样一些患者，诉其背部怕冷明显，伴手足不温或关节疼痛，此类患者乃里虚寒饮为患，治宜附子汤，正如《伤寒论》云："少阴病，得之一二日，口中和，其**背恶寒者**，当灸之，附子汤主之。""少阴病，**身体痛，手足寒，骨节痛**，脉沉者，附子汤主之。"

2. 口干养阴未必痊 临床上，常见到一些口干患者，有些白天口干严重，有些夜间口干甚，这些患者经常到处医治，效果欠佳，翻看他们的就诊记录，发现尽是养阴方剂，诸如养阴清肺汤、益胃汤、麦门冬汤、沙参麦冬

汤等，但仔细查看他们的舌脉证候，却发现纯属一派寒湿之象，口干不欲饮水，或虽饮水较多亦口干不解，小便不利或小便清长，舌质淡胖，边有齿印，苔白厚腻，脉沉细微。

今之部分医生置辨证论治于不顾，仅以症状论治，不管病机为何。有些医生还振振有词地讲给后学之人，说这就是"有是证用是方"，殊不知证乃病机的体现，非症状也。

临床上，我把口干分为以下两类。

（1）阳证口干：实热证之口干舌燥、小便短赤者，乃石膏药证，若伴渴欲饮水，乃胃液不足之人参药证。比如，渴欲饮水，口干舌燥者，乃白虎加人参汤方证。虚热之口燥渴、全身组织枯燥，乃天花粉药证。比如，口干欲饮，伴心烦、口苦、头汗多、大便或溏或微结者，乃柴胡桂枝干姜汤方证。

（2）阴证口干：口干渴不欲饮或渴欲饮水而水入即吐者，乃五苓散方证。口干欲饮，伴手足冰冷、大便稀烂者，乃属上热、中虚、下寒之乌梅丸方证。

【验案赏析】

验案 1：张某，女，29 岁，2017 年 4 月 9 日初诊。

主诉：后背局部发凉半年余。

病史：患者半年前开始出现胃在后背的投影区局部发凉，进食寒凉尤甚，晨起恶心干呕。曾在省内多家大医院治疗多时，效果欠佳，曾服用理中汤、四君子汤、香砂六君子汤、葛根汤等中药方加减治疗。经朋友介绍前来就诊，刻下症：患者精神疲倦，常觉气短，晨起易干呕，后背局部发凉，进食寒凉或饮冷水尤甚，胃脘胀闷，无反酸嗳气，无口干口苦，时有心慌、心跳，纳差，小便清，大便偏烂，日 1 次。舌淡嫩，边有齿痕，苔白腻，右脉关弦，寸浮，尺脉沉。

辨证：太阳、太阴合病。

治则：温阳化饮。

方药：苓桂术甘汤合茯苓甘草汤加减。

党参 30g	苍术 15g	生姜 3 片	茯苓 30g
砂仁 10g	木香 10g	桂枝 15g	干姜 10g
炙甘草 10g			

7 剂，每日 1 剂，水煎两遍，1 日之内当茶慢慢饮。

二诊：患者诉上方服至第 5 剂背发凉已消失，服完 7 剂，诸症缓解。再予上方继服 7 剂以巩固之，防止复发。

按：患者气短，心慌、心跳，舌淡嫩，边有齿痕，苔白腻，辨证属苓桂术甘汤方证；晨起易干呕，后背局部发凉，进食寒凉或饮冷水尤甚，辨证属茯苓甘草汤方证；精神疲倦，胃脘胀闷，纳差，大便偏烂，辨证属太阴病理中汤方证，加入木香、砂仁醒脾和胃。方证、药证相合，故取效甚捷。

验案 2：李某，男，62 岁，2018 年 4 月 17 日初诊。

主诉：口干两年余。

病史：患者两年前无明显诱因出现口干、眼睛干涩，在当地省级医院诊断为"干燥综合征"，遂求治于当地国家级、省级名中医，予养阴清肺汤、沙参麦冬汤、桑杏汤、桑菊饮等中药方加减治疗，均未见明显效果。患者经人介绍，慕名前来就诊，刻下症：患者精神疲倦，焦虑面容，口干口苦，饮水虽多，但口干无缓解，心烦，眼睛干涩，平时手脚不温，冬天冰冷，纳眠差，小便清，时有腹痛，遇冷加重，不敢饮冷水，大便偏烂，1 日两次。舌淡胖，尖红有刺，边有齿痕，苔白腻，脉寸浮，关尺沉。

辨证：上热中虚下寒。

治则：清上补中温下。

方药：乌梅丸加减。

乌梅 20g	细辛 5g	制附子 15g	肉桂 10g
黄连 15g	黄芩 30g	当归 10g	木香 15g
党参 15g	干姜 10g	花椒 10g	砂仁 10g
菊花 20g			

3 剂，每日 1 剂，水煎两遍，1 日之内当茶慢慢饮。并嘱其放松心情，平时听些舒缓音乐。

二诊：患者诉口眼干涩症状较前明显减轻，心烦明显改善，考虑患者外省奔波，效不更方，继服 10 剂。后患者电话告知口干已愈。

按：患者口干口苦，心烦，眼睛干涩，眠差，舌尖红有刺，寸脉浮，辨证属少阳上焦有热；纳差，时有腹痛，遇冷加重，不敢饮冷水，大便偏烂，1 日两次，舌淡胖，边有齿痕，苔白腻，辨证属太阴中焦虚寒；精神疲倦，平时手脚不温，冬天冰冷，小便清，关尺沉，辨证属少阴下焦虚寒。综合判断属乌梅丸方证，方证对应，故痊愈。

【个人心得】

1. 口干未必是阴虚，寒饮不化亦常见 现在很多医生一见口干便养阴，认为口干就是阴虚或者有火的表现，殊不知阳虚亦可出现口干。比如，我们冬季去东北地区，那里阳气不足，寒冷无比，冰天雪地，似乎根本不缺水，但我们却感觉非常干燥，原因是阳不化气，水只有变成气态弥漫在空气里，我们才会感觉湿润，而当水由气态变为固态时，我们就会感觉干燥异常，人体也是一样，阳气不足，寒饮不化就会出现口干。所以，临证一定要抓住疾病的本质。

2. 养阴盛行之弊，喝汤饮茶之患 南方人多有煲汤习惯，且喜欢在食材中放入石斛、麦冬、沙参、枸杞子、菊花等养阴之品一起煲，并认为这种养阴之品有助于身体健康，这是不对的，我们前面已经分析过了，岭南地区的百姓体内多寒湿，如果再饮这些养阴之品，就会导致机体内寒湿加重，疾病丛生。南方人常在进食主食前先饮 1～2 碗汤，这是不对的，因为生物钟的节律到了进食的时候就会分泌胃酸以帮助消化食物，而饮入汤水之后稀释了胃酸，加快了胃酸的排空，等到进食主食时，胃酸的分泌已经被稀释，这样就不太利于机体对食物的消化。另外，关于饮茶，适量饮茶有助于身体健康，但很多人嗜茶如命，常常一饮就是半天一天的，这样是不对的，大量饮茶一则极大增加了体内的摄入水量，二则过度兴奋了神经，长期以来不利于身体健康。应该注意：**凡事过犹不及**！

十、高热未必是阳明，大汗大渴无大热

临床上，不少医生见患者高热就紧张，不辨其在表在里，均按照阳明病论治，即予白虎汤治之；或按照卫气营血辨证论治，予银翘散治疗。

其实临床上的高热未必都是阳明病，三阳病皆可出现高热，其区别点如下。

1. 太阳病 高热必见恶寒或恶风。太阳病的高热特点：患者自觉以恶寒、恶风为主，高热主要是体温升高，而自觉不发热。其恶寒体痛明显者，乃因寒闭肌表，气血壅聚于体表而痛，体温升高与外界温差拉大，故觉恶寒，宜麻黄汤；若恶寒体痛甚，又伴颈部拘急不舒者，宜葛根汤，因葛根生

津舒筋，同时可以发表，故葛根汤方证当恶寒更甚；恶风汗出者，因有汗出，故体痛不明显，但因气血上冲，故常头痛明显，方宜桂枝汤；若恶风汗出，伴颈部拘急不舒者，宜桂枝加葛根汤；若恶风汗出，伴全身僵、拘急不舒者，宜瓜蒌桂枝汤。

2. 少阳病 高热与恶寒交替发作。少阴病的高热特点：体温高，也自觉发热，高热与恶寒交替发作。常伴咽干、口苦、目眩、胸胁苦满、心烦喜呕、默默不欲饮食等少阳证候，宜小柴胡汤。

3. 阳明病 高热无恶寒。阳明病的高热特点：自觉发热，体温明显升高，无恶寒感觉。今之《方剂学》教材提出白虎四大症"**大热、大渴、大汗、脉洪大**"，我对此四大症作为判断白虎汤方证的依据是有异议的。首先，若身体出现大汗出就不会有大热的可能，我们都知道西医退烧的解热镇痛药就是发汗药，老百姓都明白一个道理，只要一出汗，通常体温就会下降，所以，大热和大汗同时出现是不对的。其次，白虎汤方证中并没有大渴，而是口不仁，其中石膏的药证乃口舌干燥；而大烦渴不解者乃白虎加人参汤方证，因为渴甚是伤及胃阴，需要人参安中滋液。再次，脉洪大在今之人很难出现，我在临床治疗众多高热患者时，虽判为阳明病，但其脉象仅为细数或寸浮数，并无洪大，乃因今之人长期熬夜阳虚之故也。因此，我在临床上提出，判断阳明病的关键在于辨别是否有石膏药证，即口舌干燥。

【验案赏析】

验案1：朱某，女，40岁，2018年3月14日初诊。

主诉：恶寒发热3天。

病史：患者3天前坐船出海受风引起发烧，体温最高39.6℃，恶寒甚，全身酸痛，头痛，后背拘急感，遂至当地综合医院急诊静滴抗生素等治疗，并服用中药麻杏石甘汤加减治疗，均无明显效果。经朋友介绍前来就诊，刻下症：患者精神疲倦，恶寒甚，全身酸痛，头痛，后背拘急感，晨起体温39.3℃，无口干口苦，纳差，小便清，大便偏烂，日1次。舌淡胖，边有齿痕，苔白腻，脉弦。

辨证：太阳病。

治则：解表散寒。

方药：葛根汤加减。

葛根 45g   麻黄 10g   桂枝 15g   生姜 5 片

| 白芍 15g | 桂枝 15g | 川芎 20g | 红枣 4 枚 |

炙甘草 10g

2 剂，每剂水煎两遍当茶慢慢饮，白天到晚饭前服 1 剂，若不愈，晚饭后至睡觉前可再服 1 剂。

患者当晚 21 时许电话告知，服药 1 剂半，已经痊愈。

按：患者体温虽高，但自觉不发热，无口干口苦，小便清，可排除少阳、阳明病，以恶寒甚、全身酸痛、头痛、后背拘急感、脉弦为主，辨证属太阳病之葛根汤方证。患者有大便偏烂、舌淡胖、边有齿痕、苔白腻等太阴里虚寒证候，葛根汤中有桂枝汤，在外可以调营卫，在内可以健脾胃，且葛根除解肌发表以外，还可以升阳止泻。

此医案容易混淆的两个方证是麻黄汤方证和葛根汤方证，临床上若遇恶寒严重，全身肌肉酸痛者，宜选葛根汤，其效好。另外，感冒患者就诊常直接告诉医生其发烧，且体温非常高，我们要特别注意此时辨证不能因为发烧而当成是阳明病来处理，见发烧就给予石膏，这是不对的。中医所讲的恶寒发热，是指患者自觉发热，而不是体温计量出来的体温高，因为古代并没有体温计，所以临证我们要以患者的自觉症状来辨证。若患者自觉恶寒，则病在太阳；若自觉忽冷忽热伴有咽干口苦，则病在少阳；若自觉发热无恶寒，则病在阳明。

验案 2：林某，男，18 岁，2018 年 4 月 12 日初诊。

主诉：咽痛发热 4 天。

病史：患者 4 天前因进食川菜后出现咽痛，继而发热，遂至当地医院急诊就诊，因其体温未超过 38.5℃，故医生建议其多饮温开水，注意休息，暂未药物处理。次日体温升高，最高 40.1℃，遂再次至当地综合医院就诊，医生予静脉输液治疗，治疗 3 天，无明显效果。患者经同学介绍慕名前来就诊，刻下症：患者精神疲倦，自觉咽干咽痛，口干欲饮，晨起口苦，恶寒甚，身疼痛，头痛，体温 38.5℃，纳眠差，小便黄，大便偏烂，日 1 次。舌淡胖，苔白腻，脉寸浮数，关尺弦。

辨证：太阳、少阳、阳明合病。

治则：解表清里。

方药：小柴胡汤、桔梗汤、葛根汤合方加味。

| 柴胡 30g | 黄芩 20g | 法半夏 15g | 党参 10g |

葛根 45g	麻黄 10g	桂枝 10g	白芍 10g
石膏 45g	桔梗 10g	生姜 1 片	红枣 3 枚
甘草 20g			

2 剂，水煎两遍当茶慢慢饮，白天至晚饭前服 1 剂，若不愈，晚饭后至睡觉前可再服 1 剂。

患者当晚 19 时许电话告知，服药 1 剂，诸症已除。嘱其再服半剂，以巩固疗效，防止复发。

按： 患者精神疲倦，自觉咽干咽痛，晨起口苦，关尺弦，辨证属少阳病小柴胡汤合桔梗汤方证；患者口干欲饮，小便黄，辨证属阳明病之石膏药证；患者恶寒甚，身疼痛，头痛，寸脉浮数，辨证属太阳病葛根汤方证。故合方治疗而痊愈。

【个人心得】

1. 发热虽有一阳病，临证三阳合病多 现在很多医生一遇发热就会想到白虎汤或者小柴胡汤退烧，往往忽视病情的复杂。临床上，感冒通常是从太阳病开始，但很快发展到少阳、阳明病阶段，但还保持着太阳病的证候，更多的时候是三阳病的证候都有，所以，临床治病我一直强调要实事求是，一切从临床实际出发，不能一概而论，单用小柴胡汤或白虎汤或麻黄汤治疗。

我们研究经方一定要知道一些伤寒的定法，如"三阳合病取治少阳"，故在一些养生课上，我常告诉听课的市民，家里可以常备一些小柴胡颗粒，若遇感冒初期或发热初起，服用小柴胡颗粒，通常可以治愈感冒和初起发热（用量要适当大些），如果遇到高热，则可配合石膏一起使用。

2. 高热若遇胸腹凉，多是真寒假热象 临床上，经常遇到一些使用西药抗生素、激素治疗多日无效的发热患者来就诊，此类患者体温虽高，但身体发凉，尤其是胸腹发凉，甚者手脚冰冷。此类高热患者切莫当成体内有热给予清热治疗，这样非但治不好发热，反而会加重患者病情，因为此类患者长时间使用抗生素、激素，往往机体阳气消耗严重，体内寒湿盘踞，格阳于外而发热，体温虽高，但似灯油将尽之火苗旺而无根，故治疗以温阳为主，宜麻黄细辛附子汤或四逆辈。

3. 退热采用冰敷、补液、大量饮水之患 现在的临床大夫，不管是西医大夫还是中医大夫，遇到高烧几乎都是一样的治疗方法，患者体温 38.5℃ 以下，嘱其多饮温开水，而 38.5℃ 以上则开始用退烧药，并配合冰敷额头、双腋下，给予大量补液等。这些方法看起来似乎很科学，其实错了，尤其是对于处在太阳病、少阳病阶段的发烧而言更大错特错，这样只会加重病情，使机体阳气更虚，邪气更难祛除，大量饮水或补液往往会导致体内水邪亢盛，致使发热更难祛除，此时的中医治疗一则要外发其汗，二则还要利其小便，这是很多老百姓都明白的道理，一感冒喝点姜汤都可能会好，就是因为生姜具有发表行水之功效。

还有，西医学强调，体温不超过38.5℃不用治疗，是真的不用治疗吗？不是，是因为西医学没有更好的治疗方法而已，希望通过自身的力量退烧。我们不妨试想一下，都已经开始发烧了，为什么要等呢？就像你已经发现敌人入侵我们的国家，难道你要眼睁睁看着他们烧杀抢掠到一定程度才出手制止吗？我们天天讲做事情重在防微杜渐，这些老祖宗的智慧到底去了哪里？这不禁让我想起了当年的南京大屠杀，有一次我出差去南京参加世界中医药学会联合会的大会，带着儿子一起参观南京大屠杀纪念馆，祭奠遇难国人，记得当时4岁的儿子问了我一个问题：那么多国人是怎么被少数日本兵杀害的？他们为什么不反抗呢？

所以，从某种角度上讲，西医学有些时候是采用了违背自然规律的治疗方法。就像感染细菌后发烧，西医的治疗是抗菌并辅助退烧，看似非常合理，其实恰恰错了，我们要做的是搞清楚为什么会感染细菌，细菌本来就存在于自然当中，而自然的法则是弱肉强食，就是因为你的身体差了，所以你才会感染细菌，这个时候你只是杀菌就可以吗？你还要扶正。杀菌一千，自损八百，最后肠道菌群失调，你还要补充益生菌。中医强调扶正和祛邪一起进行，就像毛主席提出来的一边抓生产、一边打游击，这是同样的道理。

我们在地球上生存，就必须遵循地球的自然规律，与自然和谐相处，在动态的平衡中求生存和发展，而不是天天对抗和打打杀杀。所以，我在临床带教过程中经常告诉学生，要想学好中医，一定要学好国学，智慧是相通的。

4. 退烧西药固然快，中药亦非慢郎中　在大家的印象中，仿佛退烧总是西药比中药快，西药抗生素、激素一用，发烧很快就退。对于很多家长来说，感受更是深刻，孩子发烧用美林马上就退烧，但很快又烧起来，去了综合医院的急诊科静滴地米激素后孩子烧退得更厉害，还经常出现低温，这让许多家长感到无奈但又别无选择，因为很多医院的中医大夫几乎都是在开西药或者就算开了中药也基本没有效果。

在我们门诊就诊或者请我会诊过发烧的患者都知道，我在门诊从不开一片西药，单用经方中药治疗发热，退烧基本不会超过 24 小时，而且血常规指标恢复正常，病情几乎不会出现反复。许多中医大夫治疗发热类疾病，之所以效果差，关键是对疾病病机、方证和药证把握不够精准。

所以，中医并非慢郎中，感冒发烧用中药治疗效果更好、更快、更彻底。

十一、苦寒虽可降血糖，阳虚宜温且莫忘

糖尿病，我们习惯说是"富贵病"，因为在过去只有富人、生活条件好的人才容易患之，这是为什么呢？

我一直有个愿望，那就是给全国的百姓做个糖尿病的科普，希望大家都能走出糖尿病的误区，让健康人少患糖尿病，让糖尿病患者早日得到康复。

那么，何为糖尿病呢？其实，糖尿病是和我们的日常生活方式息息相关的一种疾病，其特征就是胰岛素抵抗，甚至胰岛素不足。我们每个人进食以后，食物被消化吸收转化为葡萄糖，即能量，于是体内的血糖水平会快速上升，为帮助体内的葡萄糖被肝脏、脂肪和肌肉细胞吸收利用，人体的胰腺就必须分泌胰岛素，胰岛素就是促使葡萄糖被细胞吸收利用的关键介质。试想一下，如果进食较多，尤其是甜食、水果较多，那么机体产生的葡萄糖就势必会大量增加，胰腺按照常规量所分泌的胰岛素，其转化葡萄糖被细胞吸收利用的工作量也必然加大，若长期如此，胰岛素终会不堪重负而表现为对葡萄糖的敏感性下降，也就产生了胰岛素抵抗，长期的胰岛素抵抗会刺激胰腺细胞代偿性地分泌更多胰岛素，如果这种饮食状态长期持续下去，则分泌胰岛素的胰腺细胞也会因为负担过重而累病，停止分泌胰岛素的工作，于是胰岛素便开始缺乏。这就像一个人，你每天让他干一份工作，他可以胜任，而如果突然增加其工作量且持续时间较长，他可能会直接累倒或选择罢工辞职，就是这个道理。

我在临床带教过程中，常常和跟诊的学生讲，人体的一切运行都必须遵循自然规律，在这个世界上，哪里有压迫，哪里就会有反抗，糖尿病的产生

就是由于胰岛素不堪重负产生抵抗，然后一步步持续到胰腺罢工，停止胰岛素分泌。

现在，我们明白了糖尿病的形成机理，那么糖尿病的治疗思路也就应运而生了，要解决糖尿病，需要解决的关键问题就是胰岛素抵抗和胰岛素分泌不足，而要解决胰岛素抵抗和胰岛素分泌不足，关键还要从控制好饮食和增加运动加快能量代谢入手，帮助机体细胞恢复胰岛素敏感性和恢复胰腺分泌胰岛素的功能，这样才能从源头治疗糖尿病。

目前的西药降糖药主要分为几类：一是促进胰岛素分泌的药物，二是促进组织摄取葡萄糖的药物，三是延缓葡萄糖产生的药物，四是提高靶组织对胰岛素敏感性的药物，五是直接补充胰岛素的药物。

从目前西药降糖药的分类我们不难看出，西医学所关注的是糖尿病发病机制中的某个环节，而非重视整体治疗。这就像一块土地上生长了很多杂草，西医学所关注的是这些杂草，于是想尽一切办法除掉杂草，结果却是野火烧不尽，春风吹又生，于是只好选择让患者终生服药。何故？殊不知是这块土地的土壤环境本就适合杂草的生长，我们真正需要解决的是土壤问题，是机体内环境的平衡问题，而不是舍本逐末一味降糖。对于使用胰岛素治疗糖尿病，我们可以试想一下，胰腺因为过度劳累不想干活，而你却又补充了胰岛素，相当于找人替他把活干了，那他以后还想干活吗？就像你的孩子，你什么都替他做了，将来他就什么都不会做，最后只能依赖你。糖尿病也一样，你越用胰岛素，最后就越依赖胰岛素，而胰腺就永远难以恢复。所以，我们要明白，我们治疗的目的是帮助胰腺恢复功能，而不是催促、逼迫和代替，应该找到原因帮助胰腺慢慢恢复功能。

然而，遗憾的是，现代的中医学受西医学的影响，越来越重视中药单药的降糖作用，而忽视了辨证论治的根本，导致初期血糖下降明显，而后期患者体质下降，阳气衰败，变证丛生。

我在临床教学中反复强调，中医治病之根本在于**辨证论治**，一切从临床实际出发，实事求是，而不是人云亦云，盲从所谓"阴虚为本、燥热为标"的糖尿病机理之说。我们要时刻明白，任何一个专家提出的病机、方药都必然有其地域特点和人群体质特征，是否适合所有地区、所有人群，需要结合自己的临床实践来不断验证并完善。

本人结合自己大量经方临床实践，就当今国人寒湿体质特点下糖尿病的辨证规律做简单的分析。

1. 上热中虚下寒型　临床表现为口干，口苦，大便溏，手足不温、麻木疼痛等，方选乌梅丸加减。

2. 上热表虚中虚、津不足型　临床表现为口干，口苦，怕风或头汗出，大便微结或溏，方选柴胡桂枝干姜汤加减。

3. 下焦阳虚寒湿、津不上承型　临床表现为口干渴，精神疲倦，手足不温，大便溏，方选真武汤加减。

【验案赏析】

验案 1：林某，男，64 岁，2018 年 3 月 5 日初诊。

主诉：发现糖尿病 20 余年。

病史：患者 20 余年前体检发现糖尿病，之前每天外出应酬，吃肉、喝酒较多，平时喜食甜食、水果，较少活动，体形偏胖，在当地医院诊断为"2 型糖尿病"，医生建议其控制饮食、运动及配合降糖药物治疗 1 年余，效果不明显，后改用胰岛素不断调整治疗至今，目前清晨空腹血糖仍在 9.0mmol/L 以上，糖化血红蛋白 9.1% 左右。经人介绍前来就诊，刻下症：患者精神可，口干咽干口苦，头汗多，夜间觉腹部闷胀，经常手足麻，手足凉，纳眠可，夜尿 2～3 次，色清，大便偏干，两日 1 次。舌淡胖，边有齿痕，苔白腻，脉弦。

辨证：上热下寒。

治则：清上温下。

方药：柴胡桂枝干姜汤合当归四逆汤加减。

牡蛎 30g	白芍 10g	肉桂 10g	黄芪 30g
黄芩 30g	干姜 10g	甘草 20g	细辛 5g
柴胡 30g	当归 15g	淮山药 60g	天花粉 30g

7 剂，每日 1 剂，水煎两遍，1 日之内当茶慢慢饮。嘱其服用中药 3 天后停用胰岛素和所有降糖药，忌所有甜食、水果，餐后健步走半小时以上。

二诊：患者诸症均有所改善，停用胰岛素第 2 天，空腹血糖较平时升高两个单位左右，服用最后两剂中药期间空腹血糖恢复至 10.2mmol/L 左右。上方不变，继服 14 剂。

三诊：患者诸症均有明显改善，近 1 周空腹血糖仍在 10.2mmol/L 左右，患者有些担心能否下降，询问是否重新加用胰岛素配合治疗，余告知继续服用上方治疗 1 个月，血糖自然会下降，患者神态半信半疑。上方淮山药加大至 90g，继服 10 剂。嘱其继续忌所有甜食、水果，餐后健步走半小时以上。

四诊：患者欣喜万分，诉服完三诊的第 8 剂后，次日复查空腹血糖已经降至 6.5mmol/L，近两日无升高。嘱患者三诊原方不变，继服 14 剂。

五诊：患者感激万分，诉服药两周，血糖仍未升高，维持在 6.1～6.5mmol/L 之间。建议膏方调理巩固 3 个月可停服中药，以后坚持控制好饮食，注意健步走。随访至今，糖尿病未复发。

按：患者口干咽干口苦，头汗多，夜间觉腹部闷胀，大便偏干，两日 1 次，舌淡胖，边有齿痕，苔白腻，脉弦，辨证属柴胡桂枝干姜汤方证；患者手足麻，手足凉，辨证属当归四逆汤方证加黄芪药证；夜尿 2～3 次，色清，辨证属甘草干姜汤方证；腹部闷胀，桂枝改肉桂。故而合方取得显著疗效。

验案 2：朱某，女，38 岁，2018 年 3 月 7 日初诊。

主诉：发现糖尿病 5 年。

病史：患者 5 年前怀孕期间发现糖尿病，因怀孕期间喜食甜食、水果，听信民间所谓吃龙眼可以让孩子眼睛黑亮的说法，每日不断进食龙眼，且经常卧床看电视，较少活动，体形偏胖，在当地医院诊断为"妊娠期糖尿病"。医生建议其控制饮食、适度运动，效果均不明显，产后改用胰岛治疗至今，目前空腹血糖仍在 9.6mmol/L 以上，糖化血红蛋白 9.3% 左右。经人介绍前来就诊，刻下症：患者精神疲倦，口干口渴，无口苦，自觉全身困重，下肢明显，下肢晨起凹陷性浮肿，经常下腹部闷胀，手足麻痛，左下肢明显，手足不温，纳眠可，尿频，无尿急、尿痛，小便色清，大便溏，每日 2～3 次。舌淡胖，边有齿痕，苔白腻，脉沉细无力。

辨证：下焦阳虚寒湿、津不上承型。

治则：温阳化饮，生津止渴。

方药：真武汤、玉液汤、当归四逆汤合方加减。

苍术 15g	制附子 10g	茯苓 30g	白芍 10g
葛根 50g	细辛 10g	黄芪 30g	生姜 3 片
肉桂 10g	淮山药 90g	防己 15g	五味子 15g
当归 10g			

7 剂，每日 1 剂，水煎两遍，1 日之内当茶慢慢饮。嘱其服用中药 3 天

后停用胰岛素和所有降糖药，忌所有甜食、水果，餐后健步走半小时以上。

二诊：患者诉精神好转，口干口渴减轻，全身困重明显改善，下肢水肿消退，腹部闷胀感明显减轻，尿频减少，手足麻痛感减轻。目前空腹血糖无明显下降。上方去防己，减细辛为5g，继服20剂。

三诊：患者服完上方20剂后，因在外地出差，故原方继服5剂，目前精神可，无明显口干渴，无全身困重感，手足感觉温暖，麻痛感消失，无尿频、下腹闷胀感，大便已恢复正常，自诉体重减轻8～9斤，非常开心。患者服中药至31剂之前空腹血糖始终未降，但服完31剂后，次日复查空腹血糖已降至6.3mmol/L，近几日在6.0～6.5mmol/L之间波动。患者表示感激。改膏方调理，随访至今，血糖未反复升高。

按：患者精神疲倦，下肢困重浮肿，尿频，大便溏，每日2～3次，舌淡胖，边有齿痕，苔白腻，脉沉细无力，辨证属真武汤方证加防己药证；手足不温、麻痛，辨证属当归四逆汤方证；精神疲倦，口干口渴，辨证属玉液汤方证。故而合方取效佳。

【个人心得】

1. 口干口苦最常见，停服降糖便可现　根据我的临床实践，凡服用降糖药或用胰岛素的糖尿病患者通常在问诊时症状不太明显，而要求患者停用西药降糖后诸症皆表现出来，说明口干口苦应该是糖尿病患者的最常见症状，只是因为使用西药，症状暂时消失或被掩盖。所以，我在门诊治疗糖尿病时，均要求其在服用我的经方时停用所有降糖药物包括胰岛素。

2. 淮山平补可降糖，方证为基一月良　通过大量临床实践，我发现淮山药具有较好的降糖作用，但一定要在辨方证的基础上使用效果更佳。我还发现，经方纯中药控制血糖通常在30天左右，如果想降低复发概率，需要再继续巩固治疗3个月左右方可停药。由于服用时间较长，可以考虑使用膏方。

3. 劝君甜食切莫尝，餐后健步是良方　对于健康人来说，甜食（含番薯、南瓜、红枣、枸杞子、蜂蜜等）、水果（包括番石榴、柚子等）和营养太过丰富的食物（蛋、肉等）尽量少吃，避免加重胰腺负担和降低胰岛素敏感性；而对于糖尿病患者来说，则要忌食甜食、水果等。此外，我在临证时，常嘱咐患者一定要做到餐后健步走，这样配合经方治疗，血糖较容易控制下来。

十二、颈椎按摩虽有效，手麻落枕经方好

颈椎病，一个过去白领阶层和办公室人员最易罹患的疾病，如今却已悄悄进入了普通百姓的生活，究其原因与智能手机和平板电脑的普及有很大关系。无论走路、坐车，还是吃饭、上洗手间，许多人都是手机不离手，或低头玩游戏，或低头看娱乐，或低头发信息聊天，有人戏称他们是"低头一族"。随着科技的进步和普及，加入"低头一族"的人们变得越来越多，于是颈椎病开始在普通百姓间出现。

那么，颈椎病该怎么治疗呢？

这个问题，如果你问医生，可以说90%以上的医生都会告诉你要按摩理疗，鲜有几人会提出服用中药，是中药效果不好吗？非也，是很多中医大夫没有经验，也没有信心用中药内服来治疗颈椎病。

我们通常所说的"颈椎病"是一个十分笼统的概念，包括颈椎骨质增生和颈椎间盘突出症两种常见病，按摩理疗常可以取得显著的短期疗效，但很容易反复，通常按完很舒服，过一会儿或者过一两天就又不舒服了。近年来，我在门诊临证过程中，针对颈椎病采用经方治疗，取得满意的疗效，且疗效比较持久，特分享给大家，以供参考。

1. 颈部僵硬不舒辨证　有汗，宜桂枝加葛根汤；无汗，宜葛根汤。

2. 手麻、上肢麻辨证　单纯手麻、上肢麻，宜黄芪桂枝五物汤；手麻合并手冰凉，宜当归四逆汤。

3. 颈椎病头晕辨证　水饮内盛，宜苓桂术甘汤合泽泻汤。

【验案赏析】

验案1：朱某，男，28岁，2017年5月16日初诊。

主诉：颈部僵硬不舒伴头晕1年余。

病史：患者参加工作两年，经常熬夜加班，对着电脑做资料，1年前开始出现颈部僵硬不舒，且伴有头晕，偶有心慌，在当地医院查颈部CT提示颈椎间盘轻度膨出，经按摩、外敷中药和颈部牵引等治疗略有好转，但停止治疗症状即反复。经人介绍前来就诊，刻下症：患者精神疲倦，颈部僵硬，转头困难，尤其是近两天又合并落枕，头面易出汗，稍活动尤甚，头晕，无

头痛，偶有心悸，口干不欲饮，晨起口苦，纳眠差，小便清，大便稀烂，日1次。舌淡胖，边有齿痕，苔白腻，脉寸浮数，关尺沉细。

辨证：太阳、少阳、太阴合病。

治则：清上温下。

方药：柴胡桂枝干姜汤合苓桂术甘汤加减。

桂枝 15g	干姜 10g	葛根 90g	牡蛎 30g
柴胡 30g	黄芩 20g	苍术 15g	茯苓 30g
炙甘草 10g			

3剂，每日1剂，水煎两遍，1日之内当茶慢慢饮。嘱其忌食寒凉。

二诊：患者诉颈部僵硬感、头晕明显减轻，口苦消失，头面出汗减少，心悸消失，大便已成型。上方减葛根为45g，继服14剂，诸症悉除。

按：患者精神疲倦，晨起口苦，口干，头面易出汗，大便稀烂，日1次，脉寸浮数，关尺沉细，辨证属柴胡桂枝干姜汤方证，因其颈部僵硬、落枕，故改天花粉为葛根，用大剂量葛根以缓解颈部肌肉僵硬和落枕；患者头晕，偶有心悸，口干不欲饮，舌淡胖，边有齿痕，苔白腻，辨证属苓桂术甘汤方证。故合方治疗而痊愈。

验案2：李某，男，34岁，2018年3月27日初诊。

主诉：反复右上肢麻痛半年余。

病史：患者平时经常低头用右手玩手机，且常熬夜，半年前突然出现右上肢麻痛，难以抬起，头向右侧转颈困难，手脚发凉，在当地医院查颈部CT提示颈椎骨质增生。曾在当地医院予针灸、中药治疗，效果欠佳。经人介绍前来就诊，刻下症：患者精神疲倦，右上肢麻痛，难以抬起，手脚凉，不敢吹空调，头向右侧转颈困难，纳眠尚可，小便清，大便偏烂。舌淡白，边有齿痕，苔白腻，右脉寸浮，关尺脉沉细，左脉沉细。

辨证：阳虚寒凝血瘀。

治则：温阳化饮，活血通脉。

方药：黄芪桂枝五物汤合当归四逆汤加味。

黄芪 30g	苍术 15g	茯苓 30g	红枣 15g
桂枝 15g	当归 15g	细辛 10g	生姜 3片
白芍 15g	木通 10g	鸡血藤 50g	葛根 45g
炙甘草 10g			

7剂，每日1剂，水煎两遍，1日之内当茶慢慢饮。嘱其不要熬夜，少玩手机，经常做颈部保健操。

二诊：患者诉右上肢麻痛感消失近八成，大便已正常。上方减葛根为30g，继服7剂痊愈，随访未再复发。

按：患者精神疲倦，右上肢麻痛，怕风，辨证属黄芪桂枝五物汤方证；患者右上肢麻痛伴手脚凉，辨证属当归四逆汤方证；患者大便偏烂，舌淡白，边有齿痕，苔白腻，故加苍术、茯苓；加鸡血藤活血通络，加葛根改善颈部肌肉拘急。故合方治疗而痊愈。

【个人心得】

1. 颈僵落枕用葛根，颈椎手麻鸡血藤　葛根，《神农本草经》云："主消渴，身大热，呕吐，诸痹，起阴气，解诸毒。"葛根主诸痹，叶天士认为，诸痹皆起于气血不流通，葛根辛甘和散，气血活，诸痹自愈也。其辛能够发散，且味道比较甘甜，能调和气血，散瘀滞，故能治疗各种关节疼痛、肩背颈项疼痛，取义"通则不痛"。因此，葛根治疗痹病效果甚佳。张仲景在《伤寒杂病论》中主要用葛根治疗"项背强几几"，即项背强痛。临床上要注意，葛根入药需先煎或久煎，量大效果更好。

鸡血藤，味苦微甘、性温，归肝、肾经，色赤入血，质润行散，具有活血舒筋、养血调经的功效。主治风湿痹痛，手足麻木，肢体瘫痪，月经不调，经行不畅，痛经，闭经，白细胞减少症。临床上，我常用鸡血藤治疗颈椎病手麻症状，疗效较好。

2. 经常对电脑，常做保健操　我在门诊临证和养生课堂上常讲，对于一些经常在电脑旁工作的朋友来说，一定要预防颈椎病的产生，关键要学会颈部保健操。我提出了简化颈部保健操，只需记住如下几步即可：低头，仰头，头颈屈向左侧，头颈屈向右侧，头颈旋转一周。需要注意的是，第一动作宜缓，第二颈椎滑脱、椎间盘突出患者禁做。

十三、瘀血日久易健忘，瘀血暴来人发狂

提起健忘，相信出现在大家脑海里最多的概念就是脑萎缩，相当于中医所说的髓海不足。正如清代林佩琴在《类证治裁·健忘》中所云："健忘者，

陡然忘之，尽力思索不来也。夫人之神宅于心，心之精根据于肾，而脑为元神之府，精髓之海，实记性所凭也。正希金先生尝曰：凡人外有所见，必留其影于脑。小儿善忘者，脑未满也。老人健忘者，脑渐空也。"

初年临证之时，遇健忘患者我亦常按此论治之，施以填精补髓、健脾养心之法，处以人参、黄芪、龙眼肉、熟地黄、龟甲、酸枣仁、茯神、胡桃肉等药，处方时信心百倍，收效时往往不尽人意。

此病的治疗一直困惑我多年，后仔细研读《黄帝内经》《伤寒杂病论》，才恍然大悟。原来，脑系疾病与瘀血证关系最为密切，如《伤寒论》云："阳明病，其人喜忘者，必有蓄血。所以然者，本有久瘀血，故令喜忘。"于是，在此后的临证过程中，我常在辨方证的基础上合用活血药物或活血经方，均取得显著效果。

【验案赏析】

验案 1：谢某，女，26 岁，2018 年 3 月 14 日初诊。

主诉：健忘两年余。

病史：患者诉两年前生完孩子后特别容易健忘，伴月经提前，量少，色暗有血块。曾在省内多家医院就诊治疗，服用归脾丸、六味地黄丸、金匮肾气丸、乌鸡白凤丸等，均无明显效果。经人介绍前来就诊，刻下症：患者精神尚可，面色微浮，眼眶发黑，容易健忘，月经提前，量少，色暗有血块，无口干口苦，纳眠正常，小便正常，大便偏黏。舌淡胖，边有齿痕，苔白腻，脉沉细。

辨证：阳虚血瘀水停。

治则：温阳活血利水。

方药：桂枝茯苓丸、当归芍药散、理中汤合方加减。

桂枝 15g	茯苓 30g	桃仁 10g	牡丹皮 30g
当归 15g	白芍 15g	川芎 15g	苍术 15g
泽泻 20g	党参 30g	干姜 10g	红枣 15g
炙甘草 10g			

7 剂，每日 1 剂，水煎两遍，1 日之内当茶慢慢饮。嘱其忌食寒凉，夜间早睡。

二诊：患者自诉服药后感觉身体较前轻松很多，大便已正常，面浮已消，记忆力有所改善。上方不变，继服 14 剂。

三诊：患者诉记忆力明显改善，眼眶发黑明显改善，刚来月经 3 天，经量比之前明显增多，仅提前 1 天，颜色较前鲜红。上方转为膏方，调理 1 月余，诸症消失。

按：患者产后健忘，面色微浮，眼眶发黑，容易健忘，月经提前，量少，色暗有血块，舌淡胖，边有齿痕，辨证属阳虚血瘀水停之桂枝茯苓丸合当归芍药散方证；大便偏黏，舌淡胖，边有齿痕，苔白腻，脉沉细，辨证属太阴病理中汤方证。诸方相合，故取效佳。

验案 2：程某，女，49 岁，2018 年 5 月 8 日初诊。

主诉：发脾气、打人、骂人半年余。

病史：患者半年前停经后开始经常发脾气，遇人多或事多则打人、骂人，发脾气时头胀痛，一个人安静时心里有恐惧感，容易心慌、心跳，平时自觉忽冷忽热，吃东西既怕冷又怕热，在当地医院诊断为"更年期综合征"，予中西医药物治疗半年余，均无明显效果。经人介绍前来就诊，刻下症：患者精神疲倦，体形偏瘦，就诊时无法完全安静下来，心烦易怒，口苦，无口干，纳眠差，小便调，大便干结，3 ～ 5 日 1 次，如羊粪状。舌淡，苔白腻，脉沉弦。

辨证：太阳、少阳、阳明合病夹瘀。

治则：温阳活血，和解少阳，清泻阳明。

方药：桃核承气汤合大柴胡汤加减。

桂枝 15g	生大黄 10g	桃仁 15g	芒硝 15g（冲服）
柴胡 30g	黄芩 30g	枳实 15g	生姜 2 片
法半夏 15g	白芍 15g	红枣 15g	炙甘草 10g

3 剂，每日 1 剂，水煎两遍，1 日之内当茶慢慢饮。嘱其多听古筝音乐，多读优美散文，以养心怡情。

二诊：患者诉第 1 日服药后解大便 3 次，第 2 日服药后 2 次，第 3 日服药后 1 次，服药第 3 天仅发一次脾气，持续时间短，未打人、骂人，口苦明显减轻，无头胀痛，但仍自觉忽冷忽热，一个人安静时心里仍有恐惧感，容易心慌、心跳，调方如下。

桂枝 30g	熟大黄 10g	桃仁 15g	茯苓 15g

柴胡 30g	黄芩 20g	枳实 15g	生姜 2 片
法半夏 15g	白芍 15g	红枣 15g	炙甘草 10g
牡蛎 30g	龙骨 30g		

7 剂，每日 1 剂，水煎两遍，1 日之内当茶慢慢饮。

三诊：患者诸症悉除。为防止复发，改膏方继续调理。

按： 此案为闭经瘀血发狂，患者心烦易怒，发脾气时头胀痛，口苦，平时自觉忽冷忽热，大便干结，3～5 日 1 次，如羊粪状，脉弦，辨证属少阳、阳明合病之大柴胡汤方证；患者遇人多或事多则打人、骂人，辨证属瘀血发狂之桃核承气汤方证；患者一个人安静时心里有恐惧感，容易心慌、心跳，眠差，舌淡，苔白腻，脉沉弦，辨证属桂枝甘草龙骨牡蛎汤方证。故用之取效甚捷。

【个人心得】

1. 久瘀健忘，新瘀如狂 上面两则医案，第一则产后健忘两年，属久瘀健忘，用桂枝茯苓丸加减；第二则乃半年前闭经所致打人、骂人，属新瘀如狂，用桃核承气汤加减，如狂证消失，则改桂枝茯苓丸，以断后防止复发。

2. 防瘀要早睡，动静要平衡 晚睡容易消耗阳气，阳气不足则血行无力易致瘀；另外，现代人经济水平提高，越来越追求休闲享受的生活，平时极少活动，甚至连散步都没有，这是极其不对的。中医学认为，人静则血归于肝，人动则血运于诸经。所以，动静一定要平衡，这样人体的气血才能运行顺畅而不停滞为瘀。在养生讲座中，我一直推荐健步走的运动方式。健步走比散步快，比跑步慢，是不以出汗和心率增快为代价的一种有氧运动方式。

十四、盗汗莫要阴中求，调和营卫方可救

中医唯有实事求是，方有真发展。

当今有些中医教材中有一些观点看似正确，实则不妥，比如自汗、盗汗之分，书本不从临床实际出发，妄加定义为"自汗属阳（气）虚""盗汗属阴（血）虚"。临床上盗汗之人亦常由阳气不足引起，自汗之人也常因阴虚火旺而发，应该从临床实际出发辨别阴阳，而不是人云亦云，致使谬论代代相传。

我们知道，出汗之本质在于两方面：一为汗出的动力，二为汗出的调控。

从汗出动力方面而言，《素问·阴阳别论》曰："阳加于阴谓之汗。"由此可知，阴虚内热、心肝火盛、痰湿郁热、外感热邪等均可迫津外泄为汗。

从汗出调控方面而言，《灵枢·本脏》曰："卫气者，所以温分肉，充皮肤，肥腠理，司开阖者也。"由此可知，凡气虚、阳虚、血虚、肺虚、脾虚、肾虚等可致卫气虚者，亦均可致津液外泄为汗。

唐宋之前，中医学非常正宗，理论淳朴自然，用之常验。然而，唐宋之后，医生言论多且杂，若非临证高手，则难辨真假，实在鱼龙混杂。正如自汗、盗汗之分，乃是至南宋才开始出现以出汗的时间区分自汗、盗汗的理论，尤其是陈无择认为，盗汗与《黄帝内经》之寝汗相同，此后盗汗便有了"睡着汗出"的意思，自汗也相对地演变为"醒时汗出"。后世医生皆从其论，并且为了强调自汗、盗汗的区别，二者的病机也被强行区分为"自汗属阳虚""盗汗属阴虚"。

明代医生张景岳曰："自汗盗汗亦各有阴阳之证，不得谓自汗必属阳虚，盗汗必属阴虚也。"实乃真论也。

【验案赏析】

验案 1：张某，女，25 岁，2015 年 8 月 18 日初诊。

主诉：夜卧汗出 1 年余。

病史：患者诉近 1 年来每天晚上睡觉就出汗，清晨睡醒发现睡衣背部尽湿，冬季也一样出汗，而且汗出较黏，汗臭味大，为此事十分苦恼，四处遍访名医而无果。经人介绍前来就诊，刻下症：患者精神疲倦，面色浮白，时有心悸，易受惊吓，夜卧汗出，白天较少出汗，无口干口苦，纳眠差，二便调。舌淡嫩，边有齿痕，苔白腻，脉沉细。

辨证：心阳不振。

治则：温摄心阳。

方药：桂枝甘草龙骨牡蛎汤。

桂枝 30g	煅龙骨 30g	煅牡蛎 30g	炙甘草 10g
浮小麦 30g			

3 剂，每日 1 剂，水煎两遍，1 日之内当茶慢慢饮。嘱其忌食寒凉。

二诊：患者诉夜卧汗出、易惊、心悸均减轻。上方不变，继服 7 剂。

三诊：患者诸症悉除。为防止复发，上方减桂枝为 20g，余不变，继服 7 剂，症无反复。

按：患者虽为盗汗，但其精神疲倦，面色浮白，时有心悸，易受惊吓，夜卧汗出明显，白天较少出汗，纳眠差，舌淡嫩，边有齿痕，苔白腻，脉沉细，均为心阳不振之象，辨证属桂枝甘草龙骨牡蛎汤方证，加浮小麦，取其益心气、养心阴之力，故取效甚捷。

验案 2：李某，女，32 岁，2017 年 5 月 16 日初诊。

主诉：经常汗出 3 年余。

病史：患者 3 年前产后体重增加明显，遂经常汗出如注，活动尤甚，怕风明显，曾在当地医院多次就诊治疗，前医予补中益气汤、玉屏风散、桂枝汤等治疗，均无明显效果。经人介绍前来就诊，刻下症：患者精神疲倦，体形肥胖，怕风甚，汗出明显，讲话亦大量汗出，无口干口苦，纳眠可，二便调。舌淡胖，边有齿痕，苔白腻，脉沉细微。

辨证：太阳、少阴合病。

治则：调和营卫兼温阳。

方药：桂枝加黄芪汤合桂枝加附子汤加味。

桂枝 15g	白芍 15g	红枣 15g	制附子 10g
煅龙骨 30g	煅牡蛎 30g	浮小麦 30g	生姜 2 片
黄芪 30g	炙甘草 10g		

3 剂，每日 1 剂，水煎两遍，1 日之内当茶慢慢饮。嘱其忌食寒凉。

二诊：患者诉汗出、怕风均明显减轻。上方不变，继服 7 剂。

三诊：患者汗出、怕风等诸症悉除。改膏方调理，同时建议患者注意锻炼身体，减肥。

按：患者汗出，怕风甚，辨证属桂枝加黄芪汤方证；患者怕风，汗出明显，讲话亦大量汗出，舌淡胖，边有齿痕，苔白腻，脉沉细微，辨证属桂枝加附子汤方证；加煅龙骨、煅牡蛎可收敛止汗，加浮小麦养心气、益心阴。故合方取效显著。

【个人心得】

1. 幼儿出汗多，多数属正常　中医学认为，婴幼儿是纯阳之体，意思就是婴幼儿阳气快速生长，阳气相对较旺，身为父母的人都知道，晚上抱着孩子睡觉就像抱个小火炉一样，孩子身上非常温暖，我们还可以从另一个侧面看出来，婴幼儿发烧多为高烧，而到了中老年阳气渐衰，发烧几乎都是低烧或者根本烧不起来。我们前面讲过了，出汗的机理是"阳加于阴谓之汗"，对于婴幼儿来说，由于阳气相对较旺，故夜晚则阳气蒸腾阴液，活动则阳气循环加速，均可导致出汗较多，这是一种正常生理现象，故而提醒广大年轻父母，孩子出汗多莫要紧张，只要孩子吃喝玩都正常，就不属于病态。

2. 年老汗淋漓，阳气多不固　随着年纪的增长，尤其是女性35岁以后，男性40岁以后，阳气开始逐步走下坡路，到了老年，阳气就更加虚弱，故临床上遇到年老患者出现经常大汗淋漓的情况，就是阳虚不固的表现。中医学认为，阳气既有推动汗液外出的作用，也有固摄汗液，使其不要过分外出的作用，可以说是双向调节。对于老年人出汗较多的情况，临床上最常见的有两个方证：一个是桂枝加龙骨牡蛎汤再加附子方证，主要针对阳虚营卫不和之汗多，其中选择煅龙骨、煅牡蛎，可再加入浮小麦养心阴，因为汗为心之液；另一个是柴胡桂枝干姜汤方证，主要针对上热中虚表虚津不足者。

3. 不是所有的汗出都要止　临床上，经常碰到一些家长带着读书的孩子过来看病，说自己的孩子经常手心、脚心出汗多，一问孩子，并没有其他方面不舒服。这种情况相信很多家长都遇到过，其实这根本不是病态，而是孩子在青春发育期，内分泌旺盛，阳气充盛，而手心、脚心汗腺又相对发达，所以这两个部位更容易出汗，这种情况是不需要治疗的，如果强行止汗，孩子更容易生病，内热排不出去就容易上火、咽喉痛。

十五、身痒不全是表证，温阳化饮亦有功

提到身痒，相信出现在很多临床医生脑海中的就是"风"和"热"，正如《素问·至真要大论》曰："诸痛痒疮，皆属于心。"《外科大成》云："风盛则痒。"

虽然临床上有不少以风、热为主的身痒，如表现为麻黄汤方证、桂枝汤方证、麻黄桂枝各半汤方证、麻黄连翘赤小豆汤方证等诸型身痒，然亦有相当多以阳虚内寒为主的身痒，尤其是今之百姓，随着智能手机的盛行，熬夜成为普遍现象，且越睡越晚，阳气消耗甚多，以致体内寒湿为患，患者虽皮肤瘙痒明显，或风团随见，或灼热红疹，但四肢冰冷，精神疲倦，舌淡胖，

边有齿痕，苔白腻或水滑，脉关尺沉细，表现为一派阳虚寒湿之象。遇此类患者，多数医生常一叶障目不见泰山，眼里只有风团和红疹，耳畔只有患者诉说的瘙痒难忍，往往只重视表象而忽视疾病的本质，随手便处以祛风清热治之。

明代周之干在《慎斋遗书》中指出："见病医病，医家大忌。盖病有标本，多有本病不见而标病见者，有标本相反不相符者。若见一证，即医一证，必然有失。唯见一证，而能求其证之所以然，则本可识矣。"李中梓在《医宗必读》中如是说："见痰休治痰，见血休治血。无汗不发汗，有热莫攻热。喘生毋耗气，精遗勿涩泄。**明得个中趣，方是医中杰。**"

【验案赏析】

验案1：陈某，女，34岁，2018年3月16日初诊。

主诉：突发全身瘙痒3天。

病史：患者3天前因胃痛至当地综合医院消化专科就诊，予胃药口服后开始全身瘙痒，面部出红疹，伴怕冷怕风，头痛，体温升高，38.5℃左右，遂至同一家医院的急诊科就诊，医生予地塞米松静滴后症状均明显减轻，当晚患者进食海鲜后又复发，症状同前。经人介绍前来就诊，刻下症：患者精神疲倦，面部红疹，全身瘙痒，头痛，恶寒发热，口干不欲饮，口苦，手脚冰冷，纳眠差，夜尿4次，色清，大便烂，日1次。舌淡胖，边有齿痕，尖起红刺，苔白腻，脉寸浮数，关尺沉。

辨证：上热下寒。

治则：清上温下。

方药：柴胡桂枝干姜汤合真武汤加减。

制附子10g	苍术15g	茯苓30g	白芍10g
桂枝15g	干姜10g	葛根30g	牡蛎30g
柴胡30g	黄芩20g	荆芥15g	防风15g
炙甘草10g			

3剂，每日1剂，水煎两遍，1日之内当茶慢慢饮。嘱其忌食海鲜。

二诊：患者全身瘙痒、红疹基本缓解，头痛、恶寒发热解除，余症均减轻。上方去荆芥、防风，继服10剂，诸症悉除。

按：患者面部红疹，口苦口干，头痛，恶寒发热，舌尖起红刺，脉寸浮数，关尺沉，辨证属柴胡桂枝干姜汤方证；精神疲倦，口干不欲饮，手脚冰冷，纳眠差，夜尿 4 次，色清，大便烂，日 1 次，舌淡胖，边有齿痕，苔白腻，脉关尺沉，辨证属真武汤方证；全身瘙痒，予荆芥、防风疏风止痒。故合方治疗而瘙痒痊愈。

验案 2：张某，女，42 岁，2018 年 1 月 16 日初诊。

主诉：反复皮肤起风团 1 年余。

病史：患者 1 年前因进食海鲜后在海边吹风，皮肤开始起风团，当时在当地综合医院诊断为"急性荨麻疹"，予氯雷他定片（开瑞坦）口服和地塞米松静滴后症状缓解。第 2 天早上跑步吹风又出现皮肤风团，此后随治随反复，1 年余未愈。经人介绍前来就诊，刻下症：患者精神疲倦，白天上班欲寐，不敢吹空调，害怕吹风，遇风、遇冷水或进食海鲜则风团立即出现，且瘙痒无比，几乎每天均会发作，就诊时适逢风团起，平时手脚不温，自觉上下肢沉重，上楼气喘、心悸，小便清，大便偏烂。舌淡白，边有齿痕，苔白腻，脉沉细弱。

辨证：少阴、太阴、太阳合病。

治则：温阳化饮祛风。

方药：真武汤加味。

制附子 10g	苍术 15g	茯苓 30g	白芍 10g
桂枝 10g	生姜 3 片	荆芥 10g	防风 10g
炙甘草 10g			

3 剂，每日 1 剂，水煎两遍，1 日之内当茶慢慢饮。嘱其不要熬夜、忌食海鲜、避免吹风。

二诊：患者诉服药期间风团未再起。上方继服 7 剂，荨麻疹未再复发。

按：患者精神疲倦，白天欲寐，怕冷，平时手脚不温，自觉上下肢沉重，小便清，大便偏烂，舌淡白，边有齿痕，苔白腻，脉沉细弱，辨证属真武汤方证；上楼气喘、心悸，舌淡白，边有齿痕，苔白腻，辨证属苓桂术甘汤方证；遇风、遇冷水或进食海鲜则风团立即出现，且瘙痒无比，辨证属荆芥、防风药证。故合方治疗而痊愈。

【个人心得】

1. 再议"诸痛痒疮，皆属于心（火）"《素问·至真要大论》曰："诸痛痒疮，皆属于心。"结合临床实践，我认为，病机十九条有欠妥之处，不可盲目从之。今之临床上寒湿为患的身痒比比皆是，并非属火属心。因此，在临床带教中，我常强调一定要辨证论治，透过现象看本质，透过症状抓病机，只要机理通了，病证自然可以治愈。临床上，身痒是表象、是标证，而其内在的寒与湿才是真正的本质、本证，我们反复强调"急则治其标，缓则治其本"，就身痒而言，我们常可以标本同治。

2. 身痒祛风用荆防，劝君海鲜莫要尝　通过上面两个医案的分析，大家不难看出，在解决身痒的标证上，我常使用荆芥、防风二药以疏风止痒，且常叮嘱患者要注意忌食海鲜。海鲜作为异体蛋白，很容易诱发机体的变态反应导致过敏，故而在治疗身痒的疾病时，一定要建议患者忌食海鲜，并嘱其作息规律、饮食清淡等。

十六、口腔溃疡多由火，阳虚潜阳不可缺

口腔溃疡，俗称"口疮"，是一种常见的反复发生于口腔黏膜的溃疡性损伤病证，多见于唇内侧、舌头、颊黏膜、软腭等部位。

临床上，针对口腔溃疡的病机，不少医生均提出了不同的见解，或认为是心火旺盛，或认为是胃火亢盛，或认为是阴虚火旺，或认为是阴火旺盛，还有医生提出是寒热错杂。一些经方家依据对《伤寒杂病论》条文的研究提出，以甘草泻心汤作为口腔溃疡的专病专方。然而验之临床，少部分患者疗效较好，其他患者则无明显效果，原因为何？

我在临床带教中常讲，无论任何疾病，其证均有阴有阳，中医临证一定不要忘记**辨证论治**，一切当从临床实际出发，不可一方以统之，当遵循"**有是证，用是方；有是证，用是药**"的原则。

就口腔溃疡而言，我依据个人临床实践，总结其辨证论治规律如下。

1. 阳虚为主　常见于经常熬夜的患者，由于其体内阳气消耗过多，寒湿较重，逼越人体阳气上升，形成上热下寒之候，故而常出现口腔溃疡，方选潜阳封髓丹加味。

2. 火旺为主　常见于经常吃辛辣食物、房事过频或经常手淫等不良生活习惯者。这些不良生活习惯容易造成实火亢盛或胃火阴虚为主的证候，故而常出现口腔溃疡，方选导赤散合玉女煎加味。

3. 寒热错杂　常见于胃肠道功能紊乱的患者，临床常表现为口腔溃疡伴

有呕吐（或呃逆）、胃胀满、大便稀烂等症状，方选甘草泻心汤加味。

【验案赏析】

验案1：陈某，男，22岁，2017年5月9日初诊。

主诉：反复口腔溃疡3年余。

病史：患者3年前考入大学，自进入大学之后，经常喜欢手机阅读色情小说和浏览淫秽视频，慢慢染上手淫恶习，后交女友则纵欲过度，时常感觉头昏脑涨，注意力无法集中，口腔溃疡反复发作，每次愈后不超过两三天就又反复，到处医治，效果不佳。经同学介绍前来就诊，刻下症：患者精神疲倦，口唇内、舌体多处溃疡，疼痛难忍，进食讲话尤甚，头昏头胀，上课注意力无法集中，自觉腰酸软无力，时有阳痿、早泄，口干燥，无口苦，平素手足比较凉，纳差，小便黄，有灼热感，大便偏烂，日1次。舌淡胖，边有齿痕，舌尖红刺，苔白腻，脉寸浮，关尺脉沉。

辨证：上热下寒。

治则：清上温下。

方药：潜阳封髓丹合导赤散加减。

制附子10g	黄柏15g	砂仁10g	龟甲20g
淡竹叶15g	生地黄30g	木通10g	甘草30g
怀牛膝30g	石膏30g	苍术15g	茯苓30g

3剂，每日1剂，水煎两遍，1日之内当茶慢慢饮。嘱其房事不可过频，当以学业为重，戒手淫恶习。

二诊：患者诉口腔溃疡基本愈合，余症悉缓解，疼痛服中药1剂即消失。为巩固疗效，防止复发，上方减甘草为10g，继服10剂调理。

按：患者精神疲倦，头昏头胀，上课注意力无法集中，腰酸软无力，时有阳痿、早泄，平素手足比较凉，辨证属潜阳封髓丹方证；口唇内、舌体多处溃疡，口干燥，小便黄，有灼热感，舌尖红刺，脉寸浮，辨证属导赤散方证；腰酸软无力，大便偏烂，舌淡胖，边有齿痕，苔白腻，关尺脉沉，辨证属甘姜苓术汤方证；腰酸软无力，属怀牛膝药证；口干燥，属石膏药证。故合方治疗而痊愈。

验案2：李某，女，48岁，2018年1月10日初诊。

主诉：反复口腔溃疡1年余。

病史：患者1年前月经量逐渐减少至闭经，遂开始频繁出现口腔溃疡，心烦，失眠，多梦，既怕冷又怕热，在当地医院诊断为"更年期综合征"，予中西医药物治疗良久，效果不明显。经人介绍前来就诊，刻下症：患者精神疲倦，心烦不安，失眠，多梦，口唇内、舌体等多处溃疡，疼痛难忍，讲话开口即痛，进食摩擦尤甚，口干口苦，晨起干呕，自觉上腹部饱胀感，纳差，大便稀烂，每日 2～3 次，小便晨起较黄，饮水多则不黄。舌淡，尖稍红起刺，苔厚腻微黄，脉寸浮，关弱，尺脉沉。

辨证：上热下寒。

治则：清上温下。

方药：甘草泻心汤加味。

炙甘草 30g	黄芩 30g	黄连 10g	干姜 10g
生石膏 30g	党参 20g	红枣 15g	木香 15g
法半夏 20g	苍术 15g	茯苓 30g	砂仁 10g

3 剂，每日 1 剂，水煎两遍，1 日之内当茶慢慢饮。嘱其饮食清淡，经常听些舒缓音乐，学会调控情绪。

二诊：患者诉大部分口腔溃疡已基本愈合，疼痛消失，心烦、失眠、多梦均较前明显好转。上方不变，继服 7 剂。

三诊：患者诸症已除，建议继续中药调理更年期综合征。

按：患者具备"呕、利、痞"三大症，加之口唇内、舌体等多处溃疡，心烦不安，失眠，多梦，口干口苦，舌尖稍红起刺，苔厚腻微黄，脉寸浮，关弱，尺脉沉，辨证属甘草泻心汤方证；其中口干、舌尖红属石膏药证；胃胀、纳差、便溏为理中汤方证。故合方治疗而痊愈。

【个人心得】

1. 诸痛痒疮，皆属于心（火）《素问·至真要大论》曰："诸痛痒疮，皆属于心。"心即是火，大家患过口腔溃疡就知道，溃疡处有种灼热、疼痛的感觉，确是局部有火的表现，故临床治疗上我提出治疗口腔溃疡的专药为生石膏和生地黄。在辨证论治的基础上加用此二药，可以明显缩短治愈时间。

2. 养生提示：管好嘴，早点睡，戒恶习　通过上面的分析，我们知道口腔溃疡的发病因素当中有饮食、熬夜、房事过频和恶习等诱发因素。因此，除了中药治疗以外，一定要嘱咐患者饮食尽量清淡，少吃辛辣食物；尽量早点睡觉，少熬夜；注意房事不可过频；戒除手淫恶习等。否则，诱因不除，则口腔溃疡容易反复发作。

第二节　中焦温化

一、诸呕胃反用半夏，水入即吐五苓散

呕吐，应该是临床上最常遇见的病证了。呕吐常见于某些疾病或其过程中，如神经性呕吐、妊娠呕吐、心源性呕吐等，还可见于急性胃炎、幽门梗阻、十二指肠壅积症、肠梗阻、急性胆囊炎、急性胰腺炎、尿毒症、颅脑疾病、内耳前庭疾病以及肿瘤化疗的过程中。针对呕吐的治疗，西医主要采用促胃肠动力剂、抗胆碱能药物、镇吐药和胃肠减压等药物和方法。

那么，人为什么会呕吐呢？我想这应该是我们要解决呕吐必须先明白的一个问题。人类进化到今天，人体所出现的任何症状其实都是机体的一种自我保护性反应，是机体为了祛除疾病而做的一种主动或被动的努力，呕吐也不例外，同样是人体的一种自我保护性反应，机体希望借助呕吐把体内的疾病状态减轻。所以，在临床上，大家遇见呕吐不可见吐止吐，而应该祛除病因或者因势利导，方能真正解决呕吐。

通过大量临床实践，对于呕吐的经方辨治规律，我总结如下。

病因病机：病位在胃，病因在饮，病机在于胃气上逆，无饮不作呕。

辨证论治：**大道至简，只分阴阳。**

1. 阴证呕吐　以寒饮为主，新病宜小半夏汤，久病宜半夏干姜散；若伴有胃虚而心下痞，则宜大半夏汤。

2. 阳证呕吐　以寒饮夹热为主，常呈上热下寒之候，宜小柴胡汤；若伴有腑气不通，则宜大柴胡汤。

【验案赏析】

验案1：王某，女，27岁，2018年3月5日初诊。

主诉：妊娠干呕1月余。

病史：患者怀孕两个月，晨起和进食前干呕甚，曾服用中药多剂无效。

经人介绍前来就诊，刻下症：患者精神疲倦，乏力，干呕明显，不欲食，上腹部饱胀感，小便正常，大便量少。舌质淡，苔白腻，脉沉细弱。

辨证：寒饮内停。

治则：温阳化饮。

方药：小半夏汤合《外台秘要》茯苓饮加减。

姜半夏 20g	苍术 15g	茯苓 15g	生姜 7 片
党参 20g	陈皮 30g	枳实 15g	

3 剂，每日 1 剂，水煎服，1 日之内当茶慢慢饮，每次喝 1～2 口，每半小时喝 1 次。

二诊：患者欣喜诉说药物真神，第 1 剂服药一半当天晚饭即不呕，而且想吃东西。嘱上方继服 7 剂，每日 1 剂，水煎服，1 日之内当茶慢慢饮，每次喝 1～2 口，每半小时喝 1 次。

三诊：患者诉干呕已经消失，考虑患者处于妊娠期间，故停服中药。后随访，干呕未再发作。

按：患者干呕明显，不欲食，舌质淡，苔白腻，脉沉细弱，辨证属小半夏汤方证；患者精神疲倦，乏力，纳差，上腹部饱胀感，辨证属《外台秘要》茯苓饮方证。故二方相合，收效显著。

验案 2：郑某，男，42 岁，2018 年 3 月 5 日初诊。

主诉：放疗后呕吐半月余。

病史：患者因胃癌复发转移，半月前行放疗治疗后开始出现呕吐，进食或进水均呕，并伴有怕风，曾在当地医院予格拉司琼、甲氧氯普胺和中药治疗，均无明显效果。经人介绍前来就诊，刻下症：患者精神疲倦，极度消瘦，时有嗳气，上腹部闷感，进食、进水均呕吐，伴恶风，口干欲饮，但害怕呕吐而不敢饮水，无口苦，纳差，二便均量少。舌质淡，苔白腻，脉沉细无力。

辨证：太阳病夹饮。

治则：温阳化饮。

方药：五苓散合《外台秘要》茯苓饮加减。

茯苓 20g	苍术 15g	桂枝 15g	泽泻 15g
猪苓 15g	陈皮 30g	党参 30g	枳实 15g
姜半夏 30g	生姜 7 片		

3剂，每日1剂，水煎服，1日之内当茶慢慢饮，每次喝1～2口，每半小时喝1次。

二诊：患者诉服药第2天就想吃东西，也可以喝一点水而不呕吐，但不敢喝多，3剂服完，感觉有点精神，表示感谢。嘱上方继服7剂，每日1剂，水煎服，1日之内当茶慢慢饮，每次喝1～2口，每半小时喝1次。

三诊：患者呕吐、嗳气均已消失，已经可以进食粥类，已无怕风。上方减生姜为3片，减枳实为10g，继服7剂以巩固之。

按：患者口干欲饮，饮水即呕吐，恶风，辨证属"水逆证"五苓散方证；精神疲倦，极度消瘦，时有嗳气，上腹部闷感，纳差，辨证属《外台秘要》茯苓饮方证；加入姜半夏30g，取义小半夏汤方证；舌质淡，苔白腻，脉沉细无力，为内有寒饮之候。故合方治疗而取效明显。

【个人心得】

1.大小半夏皆止呕，方证鉴别是关键 大半夏汤和小半夏汤均治疗呕吐，大半夏汤所治呕吐名曰"胃反"，即朝食暮吐、暮食朝吐，说明其方证要点是进食后停留一段时间才呕吐，而且是不食不吐；小半夏汤所治乃"诸呕吐，谷不得下者"，说明其方证要点乃谷不得下，不食亦吐，且恶心感明显。

2.止呕中药选对方，服药方法更关键 临床上很多医生开中药是千篇一律的服药方法，这是不对的，应该因证而异。比如，治疗呕吐一定要少量频服，每次喝1～2口，每半小时以上喝1次，中药只有喝进去才能发挥治疗作用。

3.外出若遇无药服，穴位按压亦有效 外出旅行若遇呕吐无药物治疗，可以尝试穴位按压。选穴：内关穴和足三里穴。内关穴在前臂掌侧，当曲泽与大陵的连线上，腕横纹上2寸，掌长肌腱与桡侧腕屈肌腱之间。足三里穴位于小腿外侧，犊鼻下3寸，犊鼻与解溪的连线上。不懂医的百姓可以上网查找此二穴的具体定位和图示。

二、腹泻虽多是炎症，清热未必建奇功

提起腹泻，很多医生首先想到的是肠道感染及炎症和肠道菌群失调症，

于是治疗腹泻常处以黄芩、黄连等苦寒清热之品，却总是收效甚微。究其原因在于受西医思维影响太深，脑子里早已忘记了中医的辨证论治。

关于腹泻，我根据临证经验提出如下见解，仅供大家参考。

1. 关键病理因素在于"湿"。

2. 证分阴阳，阴证以寒湿为主，阳证以湿热为主。

3. 初泻多实，久泻多虚或虚实夹杂。

【验案赏析】

验案 1：钟某，男，62 岁，2018 年 4 月 10 日初诊。

主诉：解水样便 3 天。

病史：患者 3 天前因进食海鲜后出现水样便，每天解 10 次左右，伴脐周腹痛，在当地医院静滴抗生素 3 天，无明显效果。经人介绍前来就诊，刻下症：患者精神疲倦，自诉解水样便每天 10 余次，伴脐周腹痛，恶风寒，头昏，口干不欲饮，无口苦，不敢进食，进食则腹泻加重，小便量少。舌质淡，苔白腻，脉寸浮细，关尺沉无力。

辨证：太阳病夹饮。

治则：温阳化饮。

方药：五苓散加味。

| 茯苓 50g | 苍术 20g | 桂枝 15g | 泽泻 30g |
| 猪苓 20g | 车前子 30g | 木香 10g | 砂仁 10g |

3 剂，每日 1 剂，水煎服，1 日之内当茶慢慢饮。嘱腹泻期间进食盐粥为主。

患者次日上午电话告知水样便已止，嘱其尽服 3 剂中药。

按：患者解水样便，伴恶风寒，头昏，口干不欲饮，小便量少，脉寸浮细，辨证当属太阳病夹饮之五苓散方证；加入车前子加强利小便实大便之功效，加入木香行气止痛，加入砂仁化湿止泻。此案辨证准确，故效果理想。

验案 2：许某，男，41 岁，2018 年 5 月 3 日初诊。

主诉：腹泻 10 余年。

病史：患者 10 余年来每天都会腹泻，夹有不消化食物，进食寒凉或油腻尤甚，曾四处就诊，中西医治疗均无效，患者丧失信心多年。经领导介绍，特慕名前来就诊，刻下症：患者精神尚可，面色晦暗，口唇发暗，自诉每天都会腹泻 3 ～ 5 次，夹有不消化食物，进食寒凉或油腻尤甚，平素手足发凉，冬季尤甚，无口干口苦，纳可，小便调。舌质淡，边有齿痕，苔白腻，脉沉细无力。

辨证：少阴、太阴合病。

治则：温阳健脾，祛湿止泻。

方药：附子理中汤合四神丸加减。

苍术 20g	茯苓 30g	制附子 15g	党参 20g
干姜 10g	补骨脂 15g	吴茱萸 5g	五味子 10g
肉豆蔻 10g	芡实 15g	葛根 30g	炙甘草 10g

7剂，每日1剂，水煎服，1日之内当茶慢慢饮。

二诊：患者诉腹泻次数明显减少，每日1～2次，接近成形。嘱守方继服14剂。后随访，腹泻未有反复。

按： 患者腹泻，夹有不消化食物，平素手足发凉，舌质淡，边有齿痕，苔白腻，脉沉细无力，辨证当属附子理中汤方证；患者腹泻10余年属久泻，进食寒凉或油腻尤甚，说明已经伤及脾肾，故当合方四神丸；加入苍术、茯苓、芡实健脾祛湿止泻，加入葛根升阳止泻。故合方治疗而痊愈。

【个人心得】

1. 水泄宜分清，经方选五苓　水样便是临床上常见的一种腹泻，尤其是夏秋季节最常见，且常伴有恶寒发热，肠鸣辘辘，小便不利，渴欲饮水，久用抗生素而不见效。此类腹泻，前人谓之"洞泄"，经方五苓散是针对这类泄泻的特效方，其方证要点为口渴，小便不利，舌体胖大，边有齿痕。如名医曹颖甫先生常以五苓散治洞泄，其医案载"大南门郭左，洞泻当分利，川桂枝一钱、猪茯苓各三钱、生白术三钱、炒泽泻二钱"。五苓散治利，其机理是利小便以实大便。夏秋季节多暑多湿，本方恰有利湿的作用。临证若遇水泄严重者，可于五苓散方中加入车前子30g。

2. 顽固腹泻久不愈，固脱四神赤石禹　临床上，我们经常会遇到一些顽固性腹泻患者，有些连续腹泻长达几十年，此类患者的治疗应注意固脱止泻，我的临证经验是在辨证的基础上加入四神丸和赤石脂禹余粮汤，常可获得良好效果。

3. 腹泻期间宜清淡，油腻荤腥菜少见　腹泻期间饮食应以清淡为主，忌油腻荤腥，蔬菜因为含有较多纤维素，也容易增加胃肠蠕动而加重腹泻，故尽量少吃。虚寒腹泻患者平时可以喝茯苓生姜红枣水。

三、便血分清远和近，温阳也能建奇功

便血，在临床上十分常见，有的表现为血色鲜红，有的表现为黑如沥青（或称之为柏油样便）。这是为什么呢？下面我为大家解析一下。

1. 鲜红色血便　多为急性下消化道出血，血液流出血管外很短时间就经肛门随粪便排出，或便后直接流出。常见于以下疾病。

（1）痔疮：各期内外痔和混合痔均可引起大便出血，一般为粪便附有鲜血或便后滴血。外痔一般无大便出血。

（2）肛裂：出血为粪便表面一侧附有血迹，不与粪便相混，部分患者便后滴血。

（3）肠息肉：为无痛性大便出血。排便时出血，排便结束后停止，量多少不等。

（4）直肠脱垂：久病后可有排便时出血。

2. 脓血、黏液血便　是指排出的粪便中既有脓（黏）液，也有血液。脓（黏）液血便多见于直肠或结肠内的炎症及肿瘤。常见于以下疾病。

（1）溃疡性结肠炎：黏液便或脓血便，同时伴有左下腹痛或下腹疼痛。

（2）肠道感染性疾病：如细菌性痢疾、阿米巴肠病等。

（3）直肠癌：血色鲜红或暗红，粪便中可有黏液，往往血液、黏液、粪便三者相混。

（4）结肠癌：随病程延长逐渐出现大便出血，多为含有脓液或黏液的血便，血色较暗。

3. 黑便（又称柏油样便）　是指大便呈黑色或棕黑色，是上消化道出血最常见的症状之一。之所以成为黑便，是因为出血后血液在肠腔内停留的时间较长，红细胞破坏后，血红蛋白在肠道内与硫化物结合形成硫化铁，这种化合物使大便变黑，因其形、色如柏油，故称为柏油样便。

了解了西医对便血的认识，下面我来分析一下中医对便血的认识。

根据临证经验，我把便血分为以下3种情况。

1. 远血　阴证宜附子泻心汤或黄土汤加减，阳证宜泻心汤加减。

2. 近血　阴证宜赤小豆当归散加减，阳证宜黄连阿胶汤或赤小豆当归散

加生地黄。

3.脓血 阴证宜桃花汤或乌梅丸加减，阳证宜白头翁汤或芍药汤加减。

【验案赏析】

验案1：林某，女，40岁，2018年2月23日初诊。

主诉：反复便血1年余。

病史：患者1年前痔疮开始出血，几乎每天大便都有少许新鲜血液流出，曾用马应龙麝香痔疮膏涂后有所改善，但仍反复发作，后服用中药和行痔疮手术仍复发，患者十分苦恼。经人介绍前来就诊，刻下症：患者精神疲倦，轻度贫血貌，自诉每天大便均有痔疮出血，血色鲜红夹有黏液，上楼和运动后头晕，乏力，口干无口苦，纳可，小便正常，大便时干时软。舌质淡白，苔白腻，脉沉细无力。

辨证：阳虚便血。

治则：温阳止血养血。

方药：赤小豆当归散加味。

赤小豆90g	当归15g	生地黄60g	阿胶10g
仙鹤草30g			

3剂，每日1剂，水煎服，1日之内当茶慢慢饮。

二诊：患者诉服第2剂已开始无痔疮出血，服完3剂精神改善，口干缓解，仍有活动后头晕、乏力。处方改赤小豆当归散合当归芍药散继续治疗，具体调整如下。

赤小豆60g	当归15g	生地黄30g	白芍15g
仙鹤草30g	川芎15g	白术15g	泽泻15g
茯苓15g			

10剂，每日1剂，水煎服，1日之内当茶慢慢饮。

三诊：患者诉痔疮出血无反复，活动后头晕、乏力均改善，精神明显好转，嘱守方继服30剂。1个月后，患者电话告知，肛肠科检查痔疮消失，表示感谢。

按：患者因痔疮而出血，辨证属阳虚便血，恰合赤小豆当归散方证，要注意赤小豆属温性；加入生地黄、阿胶止血，加入仙鹤草止血兼扶正补虚。方证、药证相合，故痔疮出血很快治愈。二诊考虑患者血已止，但活动后仍头晕、乏力，属血虚之候，故改方赤小豆当归散合当归芍药散治疗。

验案 2：张某，女，48 岁，2018 年 2 月 23 日初诊。

主诉：反复解柏油样便半年。

病史：患者既往有胃溃疡病史，曾长期服用埃索美拉唑，但胃溃疡仍反复发作，半年前开始出血，解柏油样便，并伴有胃脘闷痛，遂在当地医院服用中西药物治疗，仍时有反复。经人介绍前来就诊，刻下症：患者精神疲倦，贫血貌，自诉上腹部闷痛，喜温喜按，每天大便色黑如柏油样，经常头晕，乏力，口干无口苦，纳可，小便正常。舌质淡白，苔白腻，脉沉弦。

辨证：阳虚便血。

治则：温阳止血养血。

方药：黄土汤加味。

赤石脂 90g	黄芩 20g	生地黄 60g	阿胶 10g
苍术 15g	制附子 10g	木香 10g	仙鹤草 30g
炙甘草 10g			

7 剂，每日 1 剂，水煎服，1 日之内当茶慢慢饮。

二诊：患者诉服第 6 剂已开始无黑便、口干，上腹部闷痛显著改善，仍头晕、乏力。处方调整如下。

党参 30g	黄芩 10g	生地黄 30g	茯苓 15g
苍术 15g	制附子 10g	炙甘草 10g	仙鹤草 30g
当归 15g	白芍 15g	川芎 15g	泽泻 15g

14 剂，每日 1 剂，水煎服，1 日之内当茶慢慢饮。

三诊：患者诸症悉除，表示感谢。改膏方继续调理 1 个月。

按：患者上腹部闷痛，喜温喜按，每天大便色黑如柏油样，口干，舌质淡白，苔白腻，脉沉弦，辨证属阳虚便血之黄土汤方证；上腹部闷痛，加入木香止痛；加入仙鹤草止血，且能扶正补虚；患者血止之后，改方加入当归芍药散，加强养血之力，以改善患者头晕、乏力等症状。

由于方中灶心土难以购买，考虑清代陈修园曾谓："以赤石脂一斤代黄土如神。"故此案用赤石脂代替灶心土，效果显著。黄芩在黄土汤中的作用，多数医生理解为"反佐"制约温燥之品，以防火动。实则非也，若为反佐之用，缘何不用黄连、黄柏而偏爱黄芩呢？我曾查阅文献，发现黄芩有明显止血作用，本草学家李时珍汇集前人的经验，提出黄芩擅治"诸失血"。单味黄芩，或煎汤，或为散，或作丸服，主治吐衄、下血、尿血以及崩中漏下等。因此，黄土汤中黄土可去而黄芩不可失也。

【个人心得】

1. 出血顽固不易止，大量生地配阿胶　临床上，我们经常会遇到一些顽固性出血比较难止血的情况，如一些肠道肿瘤患者，我的临证经验是在辨证选方的基础上可以加入生地黄60～90g、阿胶10～20g，以缩短出血治愈时间。

2. 便血中医虽可愈，诊断清楚是关键　根据前面的分析，我们知道许多疾病都可出现便血。因此，临床上遇到便血患者，我们一定要做相应的检查以明确疾病的诊断，以免漏诊和误诊。尤其是现在一些肠道肿瘤疾病越来越常见，常表现为便血。

3. 注意改变不良生活方式　久坐容易引起直肠、肛门静脉回流障碍，易罹患痔疮，故对于有痔疮的患者来说，尽量不要久坐。大量饮酒、嗜食辛辣等会导致消化道疾病的产生和加重而引起出血，故应尽量避免饮酒和进食辛辣食物。

四、嗳气不除用旋覆，橘皮专治嗳后舒

嗳气，又称噫气，是胃中气体上出咽喉所发出的声响，其声长而缓，古代称为噫气，属脾胃疾病之一，《灵枢·口问》曰："寒气客于胃，厥逆从下上散，复出于胃，故为噫。"由此可见，嗳气主要是由于寒气客于胃所致，在仲景先师所遗留的经方中，旋覆代赭汤和橘皮枳实生姜汤均可治疗噫气。橘皮竹茹汤重用橘皮二升、生姜半斤，其方证则是以"哕逆（即干呕）"为主。

下面我来详细解析一下旋覆代赭汤和橘皮枳实生姜汤治疗嗳气的方证要点。

1. 旋覆代赭汤　药物组成：旋覆花三两，赭石一两，半夏半升，人参二两，生姜五两，大枣十二枚，炙甘草三两。方证要点：嗳气不除，心下痞硬。此方所治嗳气为发作不停，嗳气之后仍觉不舒服。方中人参治疗心下痞。

2. 橘皮枳实生姜汤　药物组成：橘皮一斤，枳实三两，生姜半斤。方证

要点：胸中气塞，嗳气后则觉舒畅。

【验案赏析】

验案 1：胡某，女，38 岁，2018 年 3 月 5 日初诊。

主诉：嗳气反复发作 1 月余。

病史：患者既往有慢性胃炎病史，1 个月前开始经常嗳气，自觉嗳气后舒畅很多，大便两日 1 次，排出费力，曾在当地医院消化科门诊服用中西药物治疗，效果欠佳。经人介绍前来就诊，刻下症：患者精神尚可，上腹部闷塞感，时有嗳气，嗳后觉舒，纳差，小便正常，大便黏而无力排出，两日 1 次。舌质淡，苔白腻，脉沉弱。

辨证：胃虚饮停。

治则：温胃化饮。

方药：《外台秘要》茯苓饮加减。

茯苓 15g	白术 30g	枳实 15g	生姜 5 片
陈皮 30g	党参 30g		

3 剂，每日 1 剂，水煎服，1 日之内当茶慢慢饮。

二诊：患者诉服药当天嗳气就消失了，服完 3 剂，已有胃口吃饭，十分欣喜激动。嘱守方继服 7 剂以巩固之。

按：《外台秘要》茯苓饮是橘枳姜汤的变方，为患者胃虚有饮而设，人参治疗心下痞硬，白术、茯苓祛水饮。患者上腹部闷塞感，时有嗳气，嗳后觉舒，纳差，大便黏而无力排出，舌质淡，苔白腻，脉沉弱，辨证属茯苓饮方证；考虑患者大便无力排出，故加大白术用量，取义枳术汤。方证对应，效如桴鼓。

验案 2：刘某，女，48 岁，2018 年 3 月 20 日初诊。

主诉：反复吞咽困难 3 月余。

病史：患者 3 个月前开始出现吞咽困难，自觉胸骨后有物堵塞，米饭、馒头无法吞咽，进食稀粥时虽可通过但伴有疼痛，曾在当地综合医院行电子胃镜检查，提示"食管癌"，服用中西药物，效果不明显。经人介绍前来就诊，刻下症：患者精神疲倦，消瘦，乏力，面色晦暗，吞咽困难，口干无口苦，大小便量少。舌质淡，苔白腻，脉寸弦，关尺沉细微。

辨证：寒痰瘀互结。

治则：温阳化痰活血。

方药：半夏厚朴汤、《外台秘要》茯苓饮、桂枝茯苓丸合方加减。

法半夏 30g	厚朴 20g	茯苓 15g	生姜 5 片
苍术 20g	陈皮 30g	枳实 15g	紫苏梗 20g
薏苡仁 30g	桂枝 15g	桃仁 15g	牡丹皮 20g
白芍 15g	党参 30g	山慈菇 15g	夏枯草 15g

3 剂，每日 1 剂，水煎服，1 日之内当茶慢慢饮，每次喝 1 ～ 2 口，每半小时喝 1 次。

二诊：患者诉药物真神，两剂服完吞咽困难感顿然消失，今晨一口气吃了 3 个包子，并无疼痛感，特别感谢。嘱上方继服 7 剂，每日 1 剂，水煎服，1 日之内当茶慢慢饮，每次喝 1 ～ 2 口，每半小时喝 1 次。

三诊：患者诉吞咽困难消失，服药期间未出现反复。由于患者是山东人，前来就诊一直住在酒店，为方便患者回家乡治疗，遂改膏方调理。

按：患者属食管癌"噎嗝"，自觉胸骨后有物堵塞，是咽部异物感的延伸，故选取半夏厚朴汤；纳差，吞咽困难，自觉胸骨后有物堵塞，精神疲倦，消瘦，乏力，舌质淡，苔白腻，辨证属《外台秘要》茯苓饮方证；面色晦暗，癌肿，寸脉弦，辨证属桂枝茯苓丸方证；辨病加入山慈菇、夏枯草、薏苡仁以消瘤。方证相合，故取效显著。

【个人心得】

1. 旋覆橘皮治嗳气，方证鉴别是关键　通过旋覆代赭汤和橘皮枳实生姜汤的方证要点对比，从两个方证的病位角度分析，旋覆代赭汤的病位在"心下胃脘"，表现为心下痞硬，而橘皮枳实生姜汤的病位在"胸中食管"，表现为胸中气塞。从两个方证的临床证候分析，旋覆代赭汤是嗳气不除，嗳气后仍难受，而橘皮枳实生姜汤则是嗳气后自觉舒畅。临床上还要注意，旋覆代赭汤有一定通便作用，若遇到嗳气不除伴有大便难排者更适合，但若遇到嗳气伴有纳差、大便溏者，可选用《外台秘要》茯苓饮。

2. 嗳气选方虽重要，药物用量是关键　根据我的临证经验，旋覆花可以去结气，用量 10 ～ 15g；赭石降胃气亦健胃，用量大易伤胃，用量 10 ～ 15g；陈皮（或橘皮）降胃气健胃，仲景先师用量一斤，说明此药大量使用并无伤胃之嫌，我临证治疗嗳气、纳差常用量为 30g。

3. 外出遇呃逆，取嚏可缓解　外出旅行若遇急性的膈肌痉挛而呃逆频作，可仰头鼻向阳光或用发丝捻转鼻孔取嚏，通常打喷嚏数下呃逆即消。

五、虚寒腹痛用建中，大小黄芪要分清

针对虚寒性的腹痛，大家都知道使用建中汤，可是建中汤有小建中汤、当归建中汤、黄芪建中汤和大建中汤4个方剂，我们到底该如何选择呢？

下面我解析一下4个建中汤的方证要点。

1. 小建中汤 药物组成：桂枝10g，白芍20g，生姜10g，红枣15g，饴糖20g（可用炒麦芽15g、黄精15g代替），炙甘草10g。方证要点：中焦虚寒，腹中痛（拘急疼痛为主），可伴有喜温喜按、恶风寒。

2. 当归建中汤 药物组成：上方小建中汤加入当归15g。方证要点：小建中汤方证伴血虚血瘀，常腹中刺痛或少腹拘急，痉挛疼痛牵引腰背。

3. 黄芪建中汤 药物组成：上方小建中汤加入黄芪15～30g。方证要点：小建中汤方证伴汗出恶风明显或黄疸、黄汗。

4. 大建中汤 药物组成：蜀椒10g，党参15g，干姜10g，饴糖30g（可用炒麦芽15g、黄精15g代替）。方证要点：中焦虚寒甚，腹中痛剧（心胸中大寒痛），伴呕逆不能食、痛时常拒按。

【验案赏析】

验案1： 刘某，男，38岁，2017年6月12日初诊。

主诉：反复上腹部闷痛3年余。

病史：患者3年前和朋友聚会饮酒后出现胃痛，经西药治疗，恢复以后不久又复发，在当地医院查电子胃镜提示十二指肠球部溃疡，后用中西药物治疗，仍反复发作。因多方治疗效果欠佳，对治疗已无信心。经人介绍前来就诊，刻下症：患者身体消瘦，精神疲倦，自诉上腹部闷痛，喜饮温水，痛时喜按，疼痛饥饿时明显，凌晨4～5点常痛醒，无嗳气反酸，无口干口苦，纳差，大便偏烂，小便正常。舌质淡，苔白腻，脉沉弱。

辨证：中焦虚寒。

治则：温中祛寒止痛。

方药：小建中汤加味。

白芍 20g	苍术 15g	桂枝 15g	茯苓 30g

| 木香 15g | 砂仁 10g | 炒麦芽 15g | 黄精 15g |
| 红枣 15g | 生姜 3 片 | 炙甘草 10g | |

3 剂，每日 1 剂，水煎服，1 日之内当茶慢慢饮。

二诊：患者诉服药当天即未出现上腹部闷痛，一觉睡至天亮未痛醒。上方不变，继服 7 剂。

三诊：患者诸症均消失，建议改膏方调理 1 个月。半年后随访，诉无反复。

按：患者身体消瘦，精神疲倦，上腹部闷痛，喜温喜按，疼痛饥饿时明显，辨证属中焦虚寒之小建中汤方证，方中饴糖以炒麦芽、黄精替代；考虑患者纳差，大便偏烂，加苍术、茯苓、木香、砂仁。故而收效甚捷。

验案 2：李某，女，26 岁，2018 年 3 月 15 日出诊。

主诉：痛经 10 余年。

病史：患者诉从月经初潮开始即痛经，近 10 余年在省内到处医治，均效果不佳，现距离下次月经来潮还有 1 个周左右的时间，因担心痛经，特慕名前来就诊。刻下症：患者精神尚可，诉每次经期开始下腹部闷痛，偶有刺痛，常痛及腰部，痛时喜温喜按，每次月经量少色暗，伴有血块，无口干口苦，纳可，二便调。舌质淡，苔白腻，脉沉弱。

辨证：中焦虚寒兼血瘀。

治则：温中祛寒，活血止痛。

方药：当归建中汤加减。

肉桂 10g	白芍 20g	红枣 20g	生姜 3 片
当归 20g	川芎 20g	炒麦芽 15g	黄精 15g
炙甘草 10g			

7 剂，每日 1 剂，水煎服，1 日之内当茶慢慢饮。

二诊：患者诉月经在服药第 5 天来了，仅有少许隐痛，月经量尚不多，经色较前鲜红一些，血块已经减少。患者诉大便偏烂，处方调整如下。

肉桂 10g	白芍 20g	红枣 20g	生姜 3 片
当归 20g	川芎 20g	炒麦芽 15g	黄精 15g
苍术 15g	茯苓 30g	泽泻 15g	炙甘草 10g

考虑患者要返回深圳上班，结合患者要求予中药 30 剂，每日 1 剂，水

煎服，1日之内当茶慢慢饮。

三诊：患者电话告知，此次来月经已无痛经。

按：患者每次经期下腹部闷痛，偶有刺痛，常痛及腰部，痛时喜温喜按，每次月经量少色暗，伴有血块，辨证属中焦虚寒兼有血瘀血虚之当归建中汤方证，考虑患者为下腹部疼痛，桂枝改为肉桂，以加强温下腹之力；患者每次痛经伴瘀血块，加用川芎以增强活血祛瘀止痛之功；患者二诊伴有大便偏烂，结合月经量少有血块，辨证属当归芍药散方证，故二诊加入苍术、茯苓、泽泻。由于辨证精准，故疗效甚好。

【个人心得】

1. 胃痛腹痛用建中，关键方证要辨清　在《中医内科学》教科书上，胃痛、腹痛均选用建中汤治疗，胃痛（脾胃虚寒证）选用的是黄芪建中汤，腹痛（中脏虚寒证）选用的是小建中汤，这是不准确的，这两首经方本无部位之异，区别仅在于是否存在黄芪药证，如汗出、恶风甚、黄疸等。所以，我们临证选方一定要辨清方证和药证。

2. 腹痛方证要辨清，中药选择显奇功　临床上遇到腹痛、胃痛患者，除了辨对方证以外，还要依证精准选择中药，如下腹隐痛可将桂枝改为肉桂，两侧腹痛选用青皮、柴胡、川楝子，胃痛气滞选择木香、佛手，腹痛气滞选择木香、槟榔，腹部痉挛疼痛选择白芍，腹部刺痛选择延胡索、当归。

3. 腹痛养生要知道，饮食失宜最不好　我们都知道，腹痛、胃痛多与饮食有关，饮食失宜最容易导致或加重病情，故建议患者一定要饮食规律，忌暴饮暴食，忌食生冷、不洁食物，少吃辛辣之品。对于孩子来说，更要养成良好的饮食习惯，如按时吃饭，饭前洗手，餐后不要立即剧烈运动等。

第三节　下焦温化

一、咳而遗尿膀胱咳，若兼气虚化春泽

咳而遗尿，中医学称之为"膀胱咳"，"膀胱咳"的病名首见于《黄帝内经》，《素问·咳论》曰："肾咳不已，则膀胱受之，膀胱咳状，咳而遗溺。"

初年临证之时，我遇膀胱咳多从肾虚论治，因考虑膀胱与肾乃表里脏腑相关，常处以麦味地黄丸或八味肾气丸治疗，虽可取小效，但疗效欠佳，常百思不解。后读明代方隅的《医林绳墨》，书中有云："妇人咳嗽而溺出者，宜生脉散加归、术、柴、黄芩。"又见明代武之望在《济阴纲目》中记载："一妊妇，嗽则便自出，此肺气不足，肾气亏损，不能司摄，用补中益气汤以培土生金，六味丸加五味以生肾气而愈。"我自以为得其要，然验之临床，效亦不佳。

为能在膀胱咳方面应手取效，我每日白天临证，夜晚便翻阅大量医学书籍，直至读到《秦伯未医案》中一篇，始有拨云见日之感，大概原文如下，分享与大家一起学习。

三十年代，秦伯未的伯父秦恭惠主持上海慈善团体同仁辅元堂。堂内设有施诊所，聘请曹颖甫、秦伯未及其他中医多人应诊。曹、秦均是兼职，他们分别执教于上海中医专门学校、上海中国医学院。

一日，曹在应诊时，遇一女病人，患咳嗽，咳则小便随出，病已日久。曹因从未见过此病，一时不知如何施治。即走至秦桌前，说明病人症状后，问秦："这叫什么病？"秦答："这叫膀胱咳。《内经》说肾咳不已，则膀胱受之，膀胱咳状，咳而遗溺。"曹问："有何治法？"秦答："《内经》未有治法，当求教于仲景《伤寒论》，五苓散加人参可治。"曹回到自己诊病处，予党参、泽泻、茯苓、猪苓、白术各9克，桂枝3克。

两天后病人来复诊云病已大愈。嗣后，曹问秦："余用经方数十年不得

法，君何以知五苓散之能疗厥疾？"秦笑曰："方有经时，而病理无古今，子不探发病之理，但执仲景方以治仲景病，是无异于对号开箱，安能尽仲景方之用哉。夫肺为水上之源，膀胱为水下之流，肺气不宣，则膀胱不利，因是有升提之法。膀胱不洁，则肺气不达，因是有渗利之法。今咳而溺出，是肺气窒塞，得咳则气松而水流之象，非人参补气不可，然水道不畅，则肺气难期清肃，非五苓散之荡除不可。二者兼顾，厥疾乌有不瘥。余读仲景书十载，乃用其理非用其法。"曹为一首肯。

秦按：按仲景之灵效，足以压倒一切，故日本汉医多崇仲景，其所著书，亦多发挥仲景之作，然恒有执仲景方而施治多失败者，皆在不肯求理。兹举其目观者，有医治泄泻以为湿必利小便，投五苓散去桂，而泄泻反无度，不知脾虚之候，愈分利则中气愈下陷，改投理中汤即瘥。治外感，以为太阳病必疏表，投麻黄汤加浮萍，而壮热而昏狂，不知作风轻症，大发汗则热转入阳明，改投白虎汤而瘥。若此者，彼纵自诩为仲景之功臣，直仲景之罪人耳。特附及之，以为一般戒。

前几年临证，每遇咳而遗尿之膀胱咳患者，我皆处以五苓散加人参（春泽汤）治之，本以为此方乃膀胱咳之秘方，当屡试屡效，实则不然，疗效常是喜忧参半。

临证之余，我常静坐品茗思考，回顾日间所诊治之膀胱咳患者，其取效捷者常是以遗尿为主的患者，稍咳或打喷嚏皆可引起；而疗效欠佳者，多是以久咳不愈为主的患者，咳甚则尿遗。前者处以五苓散加人参治之，每获良效；后者以苓甘五味姜辛汤治之，亦应手取效。

时至今日，我已经接触、运用经方多年，细思之，初年运用经方常按照书本，简单地方证对应，不思证之出现机理，随着临证的增多，慢慢体会到方机（即病机）对应才是活用经方的大道，证乃表象，亦有假象，而机乃本质。

对于膀胱咳的病机和方药，我总结如下。

1. 水蓄下焦，膀胱气化失司　选方宜五苓散加人参。

2. 上虚不能治下，土虚不能制水　选方宜苓甘五味姜辛汤。

【验案赏析】

验案1：张某，女，46岁，2017年8月7日初诊。

主诉：咳嗽伴遗尿半月余。

病史：患者半月前因受凉感冒出现咳嗽，后经当地综合医院予抗生素和中药止咳化痰治疗，咳嗽虽减轻，但每次咳嗽常有少量尿液遗出，患者十分苦恼，曾四处求治，效果不佳。经人介绍前来就诊，刻下症：患者精神疲倦，咳嗽偶作，无痰，诉每咳必有尿液遗出，有时打喷嚏亦如此，常致内裤湿透，甚为苦恼，口干无口苦，大便正常。舌淡，苔白腻，脉关尺沉细，寸微浮。

辅助检查：门诊查血常规、尿常规无异常。

辨证：太阳、太阴合病。

治则：温阳化饮，助膀胱气化。

方药：五苓散加味。

桂枝 10g	茯苓 15g	猪苓 15g	盐泽泻 15g
苍术 15g	干姜 10g	党参 30g	五味子 15g
炙甘草 20g			

3剂，每日1剂，水煎服，1日之内当茶慢慢饮。嘱忌食海鲜、辛辣食物。

二诊：患者诉服完第2剂中药，咳嗽遗尿已愈，为巩固疗效，遂把第3剂亦服完。嘱其平时适度锻炼身体，晚上早点休息。

按：患者咳嗽、打喷嚏，寸脉微浮，为太阳病；遗尿，咳嗽、打喷嚏均有尿液遗出，脉关尺沉细，为膀胱蓄水证；精神疲倦，舌淡苔白腻，为太阴病；口干为水液内停，津不上承所致。故处以五苓散和理中汤加五味子收敛止咳，应手取效。

验案2：李某，女，48岁，2017年1月10日初诊。

主诉：咳嗽伴遗尿1个月。

病史：患者1个月前因咽痛发烧在当地医院输液抗生素治疗，咽痛发烧症状消失，但出现频繁咳嗽，咳嗽频作且用力咳嗽时常有尿液排出，有时量多，有时量少，曾到处求医，效果皆不明显。经人介绍前来就诊，刻下症：患者精神疲倦，咳嗽呈阵发性发作，自觉气顶咽痒则咳，少有痰咳出，咳时胸满，用力咳嗽时常有尿液排出，常致内裤湿透，无法上班，口干咽干不欲饮，无口苦，大便偏烂，日1次。舌淡，苔白腻，脉寸浮，关尺沉弦。

辅助检查：门诊查胸片提示肺纹理增粗，血常规、尿常规无异常。

辨证：太阳、太阴合病。

治则：温阳化饮，助膀胱气化。

方药：苓甘五味姜辛汤、桂苓五味甘草汤、小柴胡汤、理中汤合方加减。

桂枝 20g	茯苓 30g	法半夏 25g	紫苏子 30g
细辛 10g	干姜 15g	厚朴 20g	五味子 15g
柴胡 30g	黄芩 15g	党参 15g	红枣 15g
炙甘草 10g			

3 剂，每日 1 剂，水煎服，1 日之内当茶慢慢饮。嘱忌食海鲜、辛辣食物。

二诊：患者诉服完第 1 剂中药，咳嗽明显减轻，遗尿已除，服完 3 剂，咳嗽尽止。为防止复发，予苓桂术甘汤 5 剂善后。嘱其平时适度锻炼身体，晚上早点休息。

按：患者咳嗽，口干不欲饮，苔白腻，关尺脉沉，为寒饮咳嗽之苓甘五味姜辛汤方证；咳嗽呈阵发性发作，自觉气顶咽痒则咳，寸脉浮，为寒饮上冲之桂苓五味甘草汤方证；咽干，咳嗽时胸满，脉关尺弦，为少阳小柴胡汤方证；精神疲倦，大便偏烂，舌淡苔白腻，为太阴病理中汤方证。另加法半夏化饮，紫苏子降气化痰。故处以苓甘五味姜辛汤、桂苓五味甘草汤、小柴胡汤和理中汤合方，效如桴鼓。

【个人心得】

1. 膀胱之机，过寒则遗，过热则闭　临床上，我们在治疗膀胱疾病时，一定要了解膀胱疾病的发生机理，大道至简，无非一热一寒，正如《黄帝外经》所云："膀胱可寒，但不可过寒，可热但不可过热！**过寒则遗，过热则闭**。寒则可用桂枝、干姜、附子；热则可用滑石、瞿麦、车前子。"

2. 咳嗽忌海鲜，遗尿缩泉丸　海鲜作为异体蛋白，很容易引起机体的变态反应，所以咳嗽期间一定要忌食海鲜。对于单纯性下焦虚衰导致的遗尿，可以使用本人经验方加味缩泉丸，药物组成：菟丝子 15g，金樱子 15g，覆盆子 15g，桑螵蛸 15g，麻黄 10g，乌药 10g，山药 30g，益智仁 15g。

二、尿频并非皆湿热，气化失司要明确

提起尿频，相信首先出现在大家脑海里的是西医有没有炎症（尿路感

染，男性有没有前列腺炎，女性有没有尿道炎），中医有没有湿热或者肾虚。其实，临床上尿频的原因远不止这些。

从西医学而言，尿频分为多尿性尿频和少尿性尿频，其中多尿性尿频主要见于糖尿病、尿崩症和急性肾衰竭多尿期等，少尿性尿频主要见于炎症性尿频（如尿道炎、膀胱炎、前列腺炎等）、神经性尿频（如分离性障碍、神经源性膀胱等）、膀胱容量减少性尿频（如膀胱占位、妊娠子宫增大等）和刺激性尿频（如尿道旁腺囊肿刺激等）。

从中医学来讲，尿频辨证首分阴阳。

1. 阳证尿频　多由膀胱湿热所致，且常尿频、尿急、尿痛一起出现，每次尿量少，尿道灼热疼痛感明显，多伴口干欲饮水，舌红，苔黄腻，脉滑数。类似西医学炎症性尿频。

2. 阴证尿频　根据本人多年临证经验，阴证尿频大致分以下 3 类。

（1）水蓄膀胱：特点是渴而口燥烦，小便不利，方选五苓散。

（2）土不制水：特点是不渴，吐涎沫（可以理解为平时口水多或流涎），小便数，遗尿，方选甘草干姜汤。

（3）肾虚不化：特点是夜间尿频甚，或腰痛伴小便不利，或消渴，饮多小便多，方选八味丸合缩泉丸。

【验案赏析】

验案 1：张某，女，46 岁，2017 年 8 月 7 日初诊。

主诉：尿频伴口干半年余。

病史：患者半年前感冒后出现尿频，白天明显，1 天 20 余次，每次量不多，伴口干，饮水多亦无缓解，无尿急、尿痛，曾四处求医，效果均不明显。经人介绍前来就诊，刻下症：患者精神疲倦，尿频白天甚，约半小时 1 次，每次量不多，口干，饮水多不解，无口苦，无尿急、尿痛，大便偏黏。舌淡，苔白腻，脉关尺沉，寸微浮。

辅助检查：门诊查血常规、尿常规、泌尿系彩超均无异常。

辨证：太阳、太阴合病。

治则：温阳化饮，助膀胱气化。

方药：五苓散加味。

桂枝 10g	茯苓 30g	猪苓 15g	盐泽泻 15g
苍术 15g	党参 15g	干姜 10g	炙甘草 10g

5剂，每日1剂，水煎服，1日之内慢慢当茶饮。

二诊：患者诉服完5剂中药，尿频症状明显改善，每日10余次。效不更方，守方继服7剂而愈。

按:《伤寒论》有曰："若脉浮，小便不利，微热消渴者，五苓散主之。"患者尿频，每次量不多（即状如小便不利），口渴多饮水不解（即状如消渴），加之寸脉浮，显然为五苓散方证；脉关尺沉，主里有饮；精神疲倦，大便偏黏，舌淡苔白腻，为太阴病；口干为水液内停，津不上承所致。故处以五苓散合理中汤，应手取效。

验案2: 王某，男，45岁，2017年1月10日初诊。

主诉：尿频伴流涎1年余。

病史：患者尿频1年余，平均每天15次左右，不分昼夜，夏天尤为明显，伴睡觉流口水，因患者工作经常出差，尿频颇为痛苦，曾到北京、上海、广州求医，每次血常规、尿常规检查均为阴性，彩超、膀胱镜等检查亦未见明显异常，曾服抗胆碱药、附子理中丸、金匮肾气丸、六味地黄丸、补肾丸等药无数，并每日艾灸足三里、涌泉穴，均效果不显。经朋友介绍前来就诊，刻下症：患者精神疲倦，尿频，平均每天10余次左右，不分昼夜，伴睡觉流涎，常致枕头局部湿透，口不干不苦，大便偏烂，日1～2次。舌淡胖，边有齿痕，苔白腻滑，脉沉迟无力。

辅助检查：血常规、尿常规、彩超等检查均无明显异常。

辨证：太阴病。

治则：温中健脾，培土制水。

方药：甘草干姜汤合理中汤加味。

党参30g	茯苓20g	苍术15g	干姜15g
补骨脂15g	炙甘草30g		

3剂，每日1剂，水煎服，1日之内当茶慢慢饮。

二诊：患者诉服此方效果甚好，3剂中药服完，其尿频、流口水等症状基本消失，甚为感谢。为防止复发，上方减干姜为10g、炙甘草为10g，继服7剂善后。嘱其平时少吃生冷，每次煲汤放3～5片生姜，注意适度锻炼身体，早睡。

按:《金匮要略·肺痿肺痈咳嗽上气病脉证并治》曰："肺痿吐涎沫而不咳者，其人不渴，必遗尿，小便数，所以然者，以上虚不能治下故也。此为肺中冷，必眩，多涎唾，甘草干姜汤以温之。"患者尿频伴流涎，口不渴，正合甘草干姜汤方证；患者精神疲倦，大便偏烂，舌淡胖，边有齿痕，苔白腻滑，脉沉迟无力，乃太阴病理中汤方证；加补骨脂者，因其可以治疗肾虚冷泻、遗尿、小便频数等，正如《本草经疏》曰："补骨脂，能暖水脏，阴中生阳，壮火益土之要药也。"

验案3：王某，男，63岁，2017年1月10日初诊。

主诉：夜间尿频两年余。

病史：患者两年前开始夜间尿频，每晚小便10次左右，无法安睡，曾在当地医院查彩超提示前列腺增生，曾服用盐酸特拉唑嗪片、前列通瘀胶囊、金匮肾气丸及近两百剂中药，均无明显改善。经亲戚介绍前来就诊，刻下症：患者精神疲倦，白天欲寐，夜间尿频，每次尿量少，平均每晚10余次，伴腰酸软无力，无口干口苦，大便偏黏。舌质淡，边有齿痕，苔白腻，脉沉细。

辅助检查：彩超提示前列腺增生。

辨证：太阴病。

治则：温肾助阳，化气缩尿。

方药：八味肾气丸合缩泉丸加味。

熟地黄 50g	茯苓 10g	泽泻 10g	牡丹皮 10g
淮山药 15g	山茱萸 15g	肉桂 10g	制附子 10g
乌药 10g	益智仁 15g	桑螵蛸 15g	怀牛膝 30g

7剂，每日1剂，水煎服，1日之内当茶慢慢饮。

二诊：患者诉服此方夜尿明显减少，每晚3～4次即可，且腰酸软明显改善。效不更方，继服14剂善后，回访夜尿未复发。

按：《金匮要略·血痹虚劳病脉证并治》有曰："虚劳腰痛，少腹拘急，小便不利者，八味肾气丸主之。"患者白天欲寐，夜间尿频，每次尿量少，伴腰酸软无力，正合八味肾气丸方证；小便频数，夜间尿频，为缩泉丸方证；加桑螵蛸者，取其固精缩尿、补肾助阳之功；加怀牛膝，取其补肝肾、强筋骨、止腰膝酸麻之功。

【个人心得】

1. 尿频并非皆肾虚，辨证论治是关键 通过上面的分析，我们知道尿频除了肾虚以外，还有膀胱湿热、水蓄膀胱、土不制水3种情况，因此临证若遇尿频患者，一定要辨证论治，不可一概而论当肾虚治疗。

2. 缩泉并非证证通，肾虚尿频最有功　现代的中医大夫辨病比辨证者多，临证拥有中医思维者少，常遇尿频不辨证型，一概加用缩泉丸，这是不对的。我们知道，缩泉丸由淮山药、盐炒益智仁、乌药组成。方中淮山药补肾固精；益智仁温补肾阳，收敛精气，以盐炒，取咸入肾经；乌药温肾散寒。三药合用，肾虚得补，寒气得散，共奏补肾缩尿之功。临床主治肾虚所致的小便频数，夜间遗尿（如验案3）。

三、腰痛肾虚常为本，寒湿瘀血是为标

从我读书以来，每每谈及腰痛，上至中医教授、下至普通百姓，皆谓肾虚。其由何来？

详查文献可知，腰痛一病，溯源可至《黄帝内经》，如《素问·脉要精微论》指出："腰者肾之府，转摇不能，肾将惫矣。"此论为历代医家论治腰痛所推崇，如《证治汇补·腰痛》指出："唯补肾为先，而后随邪之所见者以施治，标急则治标，本急则治本，初痛宜疏邪滞，理经隧，久痛宜补真元，养血气。"足见《黄帝内经》对后世中医学影响力巨大。

今之临床，医生遇腰痛则按肾虚论治者十之八九，皆从《黄帝内经》之论，然其效果或慢或不理想，何也？

我平素爱好读书，勤于思考，临证不喜欢墨守成规，遇腰痛患者常详审其病机。中医常谓：正气存内，邪不可干；邪之所凑，其气必虚。就腰痛而言，虽有寒湿、瘀血、湿热之异，然究其原因则必以肾虚为前提。从标本理论而言，肾虚实为腰痛之本，寒湿、瘀血、湿热则为腰痛之标，根据"急则治其标，缓则治其本"的原则，痛甚当先以治标为主，以快速缓解其腰痛症状，而后补肾以固其本，防止复发。今之不少医生，临证常不分标本虚实，一概以肾虚论治，不辨寒湿、瘀血、湿热之异。

关于腰痛，我在临床中总结其病机和证治要点如下。

1. 病机要点　肾虚为本，寒湿、瘀血、湿热为标。

2. 辨证要点　首辨新久，新发多实，久病多虚多瘀；次辨虚实，虚则在肾，实则在邪。

3. 治疗原则　急则治其标，缓则治其本。

4 常见证治

（1）肾虚腰痛：选方济生肾气丸。诸多医生认为，肾虚腰痛当选八味肾气丸，而我之所以不选八味肾气丸的原因在于今之患者多以阳虚寒湿为主，寒湿从水性而趋下，逼人体阳气浮越于上，这就是大家常说的"虚不受补"，济生肾气丸是在八味肾气丸的基础上加入了盐车前子和怀牛膝，此二药引火下行，正合上热下寒之机理，适合久服且不易上火。

（2）寒湿腰痛：选方甘姜苓术汤（又名肾着汤）。甘姜苓术汤始见于《金匮要略》，因其为肾着病之主方，故又名肾着汤。何谓肾着？《皇汉医学》和久田氏曰："肾位夹脐左右，故肾以下病，名肾着，记其位也。"说明肾着病位不在肾而在腰，其理已明。《金匮要略·五脏风寒积聚病脉证并治》曰："肾着之病，其人身体重，腰中冷，如坐水中，形如水状，反不渴，小便自利，饮食如故，病属下焦，身劳汗出，衣里冷湿，久久得之，腰以下冷痛，腹重如带五千钱，甘姜苓术汤主之。"可见肾着病主要表现为"身体重，腰中冷"，此为寒湿痹着腰部所致，当选甘姜苓术汤治之。

（3）湿热腰痛：选方猪苓汤。猪苓汤被诸多大家列为尿路感染之专方，故猪苓汤所治腰痛常伴有尿频、尿急、尿痛等症状。

（4）瘀血腰痛：常为寒湿腰痛和肾虚腰痛之并发，治疗上我常在济生肾气丸和甘姜苓术汤基础上加入当归、延胡索、桃仁、红花、三棱、莪术等活血化瘀药物，效果显著。

由于我工作之地位居南海之滨，受岭南湿热气候和东南沿海气候影响较大，临证观察发现，当地腰痛患者多以阳虚寒湿为主，寒则易凝，湿阻气机，故常伴有瘀滞之机。

【验案赏析】

验案 1：朱某，男，47 岁，2017 年 9 月 9 日初诊。

主诉：腰痛 10 余天。

病史：患者 10 余天前因负重突然出现腰痛，不能转侧，不能屈伸，家人将其送至当地某三甲医院查 CT 提示腰椎间盘突出，遂在医院骨科住院治疗，予甘露醇、地塞米松、中药外敷内服、推拿牵引等治疗 10 余天，患者仍疼痛难忍，持续卧床，难以翻身，医生建议到上级医院行椎间盘手术治疗，患者家属暂不同意，经朋友介绍，邀请我前去会诊。刻下症：患者精神疲倦，表情痛苦，面色无华，腰痛腰重，腰部发凉，夜间尤甚，不能转侧，难以屈伸，持续卧床，口干不欲饮，无口苦，小便正常，大便时因腰痛无法用力，每两三天用一次开塞露。舌淡，边有齿痕，苔白腻略水滑，脉沉细无力。

辅助检查：CT 提示腰椎间盘突出。

辨证：少阴、太阴合病。

治则：温阳散寒，活血利水。

方药：甘姜苓术汤合当归芍药散加味。

制附子 15g	茯苓 30g	当归 20g	盐泽泻 30g
白术 20g	干姜 20g	川芎 20g	怀牛膝 50g
川续断 20g	杜仲 15g	白芍 20g	炙甘草 20g

3 剂，每日 1 剂，水煎服，1 日之内当茶慢慢饮。

二诊：患者 3 剂中药服完已可下床活动。效不更方，守方继服 10 剂。

三诊：10 剂服完后，患者腰痛诸症基本消失，偶有酸软无力，复查腰部 CT 未见明显异常。患者甚为欢喜，为巩固其疗效，予济生肾气丸口服，每晚睡前服 1 次，忌劳累及负重。

按：患者腰痛腰重，腰部发凉，正合太阴病甘姜苓术汤方证，痛处固定不移，虽为寒湿积聚，亦有血行瘀滞；患者腰痛，夜间甚，口干不欲饮，舌淡，边有齿痕，苔白腻略水滑，脉沉细无力，为少阴、太阴合病夹水饮为患。故处以甘姜苓术汤合当归芍药散加制附子、怀牛膝等治疗，取效甚捷。寒湿腰痛的后期巩固，我之所以选用济生肾气丸，乃如清代医家周杨俊所说："肾着之病，肾气本衰，故水火俱虚，而后湿气得以着之。"

验案 2：李某，女，37 岁，2017 年 7 月 6 日初诊。

主诉：腰痛 1 周。

病史：患者 1 周前因晚上在海边帐篷露宿，清晨起来时腰痛难忍，曲伸腰困难，自觉酸软无力，活动后腰部有所改善，至当地医院查腰椎 CT 未见明显异常，医生诊断为"腰肌劳损"，予止痛药服药 1 次，因出现胃痛而停服，自己购买各种风湿膏外贴，并在医院开中药治疗，效果亦不明显。经人介绍前来就诊，刻下症：患者精神疲倦，腰痛不能屈伸，不能转侧，无口干口苦，纳眠差，小便正常，大便偏黏。舌淡，边有齿痕，苔白腻，脉沉迟无力。

辅助检查：腰椎 CT 未见明显异常。

辨证：太阴、少阴合病。

治则：温阳散寒，祛湿强腰。

方药：甘姜苓术汤加味。

苍术 20g	茯苓 30g	干姜 30g	制附子 15g
川续断 15g	杜仲 15g	炙甘草 10g	怀牛膝 30g

5 剂，每日 1 剂，水煎服，1 日之内当茶慢慢饮。

二诊：患者诉服至第 3 剂中药结束，腰痛已经消失，继续服完剩下的两剂，非常感谢。为防止复发，嘱其平时坚持锻炼身体，并嘱济生肾气丸口服，每晚睡前服 1 次。

按：患者腰痛因海边宿营所致，海边湿气较重，夜卧常侵及腰部致肾着之病，其腰痛，大便偏黏，舌淡，边有齿痕，苔白腻，脉沉迟无力，乃太阴、少阴合病之候，宜甘姜苓术汤加制附子治疗。此案方证、病机吻合，故效如桴鼓。

【个人心得】

1. 腰痛腰酸软，必用"腰三联"　根据本人临证经验，腰痛患者宜加"怀牛膝、杜仲、川续断"三味药，以加强祛风湿、强腰膝之功。我把这三味药取名"腰三联"，大家不妨临证验之。

2. 腰痛康复后，巩固宜济生　中医学认为，邪之所凑，其气必虚。因此，腰痛之病，肾虚为其本，邪气为其标，标证解除以后，固本一定要补肾。济生肾气丸是在八味肾气丸的基础上加入盐车前子和怀牛膝而成，适合久服且不易上火。

3. 腰痛久不愈，虚瘀要注意　临证若遇腰痛久治不愈者，一定要考虑到"久病必虚，久病必瘀"。故而，在治疗标证的同时加入补肾、活血之药物可明显提高治疗效果。

四、抽筋莫要忙补钙，芍药甘草附子快

提起腿抽筋，相信大家都体会过，多数人是在睡至后半夜突然抽醒，少数人是在剧烈运动时或长时间大量运动后发生，抽时疼痛难忍，小腿肌肉剧

烈痉挛。前些年读书临证时，遇到腿抽筋患者就诊，听闻西医大夫、中医大夫皆谓是缺钙引起，建议补钙治疗，然患者腿抽筋仍反复发作，大夫又建议不用过分关注，或置之不理。

读研毕业后，初在门诊临证时，我常以芍药甘草汤治疗腿抽筋，大家学习《伤寒论》知道，芍药甘草汤对缓解四肢肌肉痉挛和腹部痉挛疼痛有明显效果，故我以本方治疗腿抽筋时效果也不错，然停药后抽筋仍反复发作。后详询腿抽筋患者的发病情况，发现此类后半夜突然抽醒患者多因夜间下肢没有盖好被子受凉引起，且此类患者多有平时手脚怕冷，舌质淡，苔白腻，脉象沉细或沉迟等一派阳虚之候，遂明白此类患者之所以腿抽筋反复发作，皆是因为阳虚体质所造成，阳虚不除，抽筋则不止。于是后来在治疗腿抽筋的患者时，我在芍药甘草汤的基础上加入制附子（即芍药甘草附子汤），取效明显且不易反复。特分享两个医案如下，供大家参考。

【验案赏析】

验案 1：张某，女，65 岁，2016 年 10 月 17 日初诊。

主诉：反复下肢抽筋半年余。

病史：患者诉每晚睡至凌晨 3 点左右则发生小腿抽筋，抽时疼痛难忍，常以拳头捶打许久方可慢慢缓解，严重影响睡眠质量，导致白天血压升高。曾在当地医院予葡萄糖酸钙和中药外敷等治疗，效果均不明显。经朋友介绍前来就诊，刻下症：患者精神疲倦，下肢遇冷或夜间受凉则抽筋发作，手足发凉，腰部发凉重坠感，无口干口苦，夜尿 2～3 次，大便正常。舌质淡，苔白腻，脉沉细。

辅助检查：血钙正常。

辨证：少阴、太阴合病。

治则：温阳祛湿，缓急止痛。

方药：芍药甘草附子汤合甘姜苓术汤。

制附子 15g	白芍 20g	苍术 15g	干姜 15g
茯苓 30g	炙甘草 10g		

7 剂，每日 1 剂，水煎服，1 日之内当茶慢慢饮。

二诊：患者诉服药期间抽筋未发作，腰部发凉重坠感消失。为巩固疗效，防止复发，守方继服 10 剂，然后改服济生肾气丸，每晚睡前服 1 次，坚持服用 1 个月。

按：患者下肢遇冷或夜间受凉则抽筋发作，手足发凉，脉沉细，正合芍药甘草附子汤方证；腰部发凉重坠感，夜尿 2～3 次，乃属寒湿腰痛，正合甘姜苓术汤方证。二方相合，效如桴鼓。

验案 2：梁某，女，46 岁，2016 年 11 月 14 日初诊。

主诉：反复下肢抽筋 3 个月。

病史：患者 3 个月前开始出现下肢抽筋，吹空调、风扇或遇冷则发作，下肢略肿，足踝部明显，夜尿频，曾四处求治，中西药治疗，效果均不明显，查肾功能、血钙、泌尿系彩超均无异常。经人介绍前来就诊，刻下症：患者精神疲倦，下肢抽筋，吹空调、风扇或遇冷则发作，下肢略肿，足踝部明显，夜尿频，无口干口苦，纳眠稍差，大便偏烂。舌淡，边有齿痕，苔白腻，脉沉迟无力。

辅助检查：肾功能、血钙、泌尿系彩超均无异常。

辨证：太阴、少阴、太阳合病。

治则：温阳利水，缓急止痛。

方药：真武汤、芍药甘草附子汤、防己茯苓汤合方。

苍术 20g	茯苓 30g	干姜 10g	制附子 15g
防己 15g	白芍 20g	黄芪 15g	桂枝 10g
炙甘草 10g			

7 剂，每日 1 剂，水煎服，1 日之内当茶慢慢饮。

二诊：患者下肢抽筋和浮肿均已消失，已不再害怕吹空调和风扇。为防止复发，嘱其平时坚持锻炼身体，并嘱予济生肾气丸口服，每晚睡前服 1 次，坚持服用 1 个月。

按：患者下肢抽筋，吹空调、风扇或遇冷则发作，正合芍药甘草附子汤方证；患者下肢浮肿，夜尿频，脉沉迟无力，正合真武汤方证；患者下肢浮肿，又怕风，正合防己茯苓汤方证。故此例患者予三方相合治疗，取效甚佳。

【个人心得】

1. 小腿抽筋用专方，芍药甘草附子汤　本人根据多年临证经验提出，小腿抽筋的主要病机乃阳虚筋失所养，并将芍药甘草附子汤定为下肢抽筋专方，大家不妨临证验之。

2. 抽筋康复后，巩固宜济生　本人长期担任治未病科主任，特别重视疾病的防与治，认为治愈后防止复发非常重要。小腿经常抽筋的患者多以寒湿体质为主，故以经方芍药甘草附子汤治愈之后要重视体质调理。本人认为，巩固以济生肾气丸为佳，适合久服不上火。

3. 养生宜远寒，下肢要保护 时下女性常追求一种"病态的美"，冬季寒冷时节亦下体丝袜、上身羽绒，看起来美丽动（冻）人。近些年十分流行超短裙、迷你裙、乞丐裤（裤子多处挖洞）等服饰，外观看似很美，实则下肢易受寒邪侵袭而落下病根。中国老祖宗很早就告诉后人，养生宜"冻头暖脚"，因为人体阳气是自下而上升发，故我常建议大家平时最好穿长裤固护人体下部阳气，少用冷水洗脚，睡觉注意盖好下肢。

五、水肿要在肺脾肾，麻黄茯苓防己神

我在临床教学中经常给学生讲，只有读懂自然，才能真正读懂中医。老子说："人法地，地法天，天法道，道法自然。"简而言之，就是天人相应，人效法于自然。

关于水肿，只要我们读懂自然，也就读懂了水肿。

水肿，是水液代谢障碍性疾病，是因为人体内的水循环出现障碍所导致的。相信大家都学过初中地理，在水循环的章节里，我们明白了太阳蒸发海水上升为云（即"地气上升为云"），云经过风的输送，遇到高山阻挡，在凝结核的条件下形成降水（即"天气下降为雨"），雨水又经过地表和地下两种渠道重新汇入大海。根据天人相应观，人体内存在同样的水循环，其中的太阳就是我们人体的肾阳（即元阳），人体内的水液在肾阳的蒸腾气化下（也包括脾气的散精，因为脾土依赖肾阳温煦方能发挥散精作用），上升到人体的天空，即"华盖（肺）"，然后经过肺的通调水道，脾的运化转输，从而达到下输膀胱，水津四布，五经并行的目的。在这个过程中，肺为水之上源，肾为水之下源，而脾土制约着水液的运行。

明代著名医家张景岳在《景岳全书》中写道："凡水肿等证，乃肺脾肾三脏相干之病。盖水为至阴，故其本在肾；水化于气，故其标在肺；水惟畏土，故其制在脾。今肺虚则气不化精而化水，脾虚则土不制水而反克，肾虚则水无所主而妄行。"

中医学就是古人通过仰观天文，俯察地理，中通人事，并加以总结衍生出来的，中医学里面处处蕴含着自然和生活中的智慧。

谈到水肿的经方治疗，我们首先要明确其大的原则，中医治病强调因势利导，故《金匮要略·水气病脉证并治》提出了水肿的治疗法则："**腰以下肿，当利小便；腰以上肿，当发汗。**"实为水肿治疗的大法。

具体到水肿的临证治疗，我们需要掌握以下几个相关方证的辨证要点。

1. 越婢汤　辨证要点：**脉浮不渴自汗出，头面周身皆浮肿**。越婢汤在《金匮要略》中是治疗"风水"的代表方。所谓的"风水"类似于西医学的急性肾小球肾炎的初期以及慢性肾炎的急性发作期，此类疾病发病前多有受凉感冒史，而后出现发热、浮肿。因此，可以认为本方所主治的是伴有表证的全身性水肿。方中重用麻黄6两，既发汗，又利水，是"开鬼门""洁净府"的代表方。尤其值得一提的是，本方麻黄与石膏配伍，利尿作用更加显著，效果可以与西药呋塞米（速尿）媲美。

然而当今之临床，许多医生忌讳麻黄会升高血压而不敢使用此方，却不知本方拥有强大的利尿作用，可以使血压下降。中医讲究的是配伍，如白术，配桂枝则利尿，配附子则可以治疗尿频、遗尿；再如麻黄，配桂枝则发汗，配石膏则可以止汗。这就像我们人一样，近朱者赤，近墨者黑。因此，临床上确定一个药物是否使用，除了看该药本身的作用外，还要考虑配伍组成方剂后的群体效应，任何脱离方剂而简单谈论药物功用的做法都是有失偏颇的。

2. 越婢加术汤　辨证要点：**脉沉口渴小便少，一身面目皆黄肿**。越婢加术汤是治疗"里水"的代表方，所谓"里水"是指由于小便不利而引发的水肿，可伴里有腹水，正如《金匮要略·水气病脉证并治》云："里水者，一身面目黄肿，其脉沉，小便不利，故令病水。假令小便自利，此亡津液，故令渴。越婢加术汤主之。"这类水肿类似西医学慢性肾炎的水肿（可以伴腹水），面目黄肿类似"肾炎面容"。此方疗效甚好。

3. 大青龙汤　辨证要点：**发热恶寒身肿重，无汗烦躁身疼痛**。大青龙汤常用来治疗溢饮，所谓溢饮，正如《金匮要略·痰饮咳嗽病脉证并治》曰："病溢饮者，当发其汗，大青龙汤主之，小青龙汤亦主之。"大青龙汤由越婢汤、麻黄汤合方组成，故可以治疗麻黄汤和越婢汤合方证，强于发汗利水。方中含石膏，《神农本草经》云其"味辛，微寒"，临床用石膏，其药证为口燥烦，若口渴引饮当为人参药证。

临床上，常有学生问我何为青龙？青龙者，乃古之木神也。大青龙，木之盛，小青龙，木之衰。青龙在天为大，即所谓亢龙，需得金气之降方能行雨；青龙在水为小，需得水中阳气滋养，方能飞升行雨。

我在临床治疗一些感冒恶寒无汗、全身酸痛沉重者，常以大青龙汤一二剂，患者大汗出而愈。古称青龙为神物，能呼风唤雨，大青龙则输布体内津液力量更大。

4. 防己黄芪汤　辨证要点：**腰以下肿最恶风，汗出常伴下身重**。防己黄芪汤是治疗腰以下肿或下肢沉重的代表方，正如《外台秘要》言防己黄芪汤："治风水，脉浮为在表，其人或头汗出，表无他病，病者但下重，从腰以上为和，腰以下当肿及阴，难以屈伸。"防己黄芪汤所治"风水"是形似风水，实乃皮水。方中以黄芪固表止汗；生姜主肌表之水；防己、白术利水于内，以杜外渗之源；生姜、红枣、炙甘草健脾胃助运化水湿。

防己黄芪汤所主治的腰以下肿还应包括下肢关节的肿胀，其下半身沉重感往往被患者描述为走路脚重或上楼抬不动腿。临床上，一些低蛋白血症患者常下肢肿及阴囊水肿，甚者阴囊大如皮球，也是此方所主。方中含白术，有研究证实，白术具有提高机体白蛋白的作用。此类患者多体型虚胖，皮肤发黄，肌肉松软，稍动则容易出汗。由于其机体卫气固摄无力，导致营阴容易外泄，故而出现多汗、浮肿、身重等症状。

5. 防己茯苓汤　辨证要点：**四肢浮肿聂聂动，恶风汗出兼身重**。聂聂动即皮肤肌肉轻微跳动，防己茯苓汤用桂枝治疗气上冲，用茯苓祛水，二药配伍，常可治疗悸动，包括心悸、肌肉跳动。本方与防己黄芪汤相比，肿势不及防己黄芪汤，以四肢肿伴聂聂动为特征。我在临床上遇下肢肿伴恶风甚者，常二方合用，效果更好。

6. 五苓散　辨证要点：**水肿腹水伴口渴，尿少舌胖齿痕多**。五苓散是调节人体水液分布异常的一首方剂，被诸多医家列为太阳（膀胱）蓄水证的代表方，其实蓄水证的"蓄水"并非仅停留在下焦的膀胱，也可以停留在人体的其他部位。比如，水蓄于上则见"吐涎沫而癫眩"，水蓄于胃则见"心下痞"或水入则吐的"水逆"，水蓄于肠则可见下利，水蓄于肌肤则发为水肿，水蓄于胸腔、腹腔则发为胸水、腹水，水蓄于内耳迷路则发为梅尼埃病等，水因停蓄的部位不同，临床表现也各异。临证我们要学会透过现象看本质，把握住蓄水证的辨证要点，若方证相应，则无论证候多么复杂，皆可悉除。我在临床观察发现，服五苓散得效的患者，其表现为口中有津，小便顺畅，大便成形或微干，水肿消退则全身感觉轻松。

7. 真武汤　辨证要点：**下肢水肿伴疼痛，脉沉悸眩身体重。**真武，原名玄武，玄武乃古代传说中的北方主水之神，北方气候寒冷，故取名真武汤是言此方能温化人体之寒水。

关于人体内寒水内停的临床表现，我来做一个详细的解析。

所谓"寒"，乃是因为人体阳气不足所致，阳气不足，则人体新陈代谢的机能就会低下，出现"但欲寐"的状态，身体感到疲倦乏力；由于阳虚，机体产生的热量自然就更少，所以患者会感到明显怕冷，尤其是手足、四肢冰冷；阳气不足，则心脏做功力度不够，故脉象表现为沉细微、沉迟或沉弱无力。

所谓"水"，是指人体内有过多水液停聚，究其根本原因，在于阳虚气化不利，而水停之后反过来又会加重阳虚（即湿盛则阳微）。人体当中就是气血水的运行，故而水停可发生在全身任何一个部位，然水易受重力影响，常趋于人体下部，故多见下肢水肿、腹泻、带下清稀量多等。水为阴邪，在人体内当自上而下运行，由膀胱排出，人体内肺位最高，名曰"华盖"，故肺为水之上源，可通调水道，下输膀胱，此和自然相通，正如古人所云"黄河之水天上来"。阳气之根实在人体下部，阳气自下而上升，则人体温暖如常。如果人体阳气在上，则头脑容易发胀；人体水液在下，则肢体容易水肿。今水在下，则逼迫阳气上浮，气携水上冲，故常致心悸、头眩。

因为有寒，故以附子温之；有水，则以白术、茯苓入里利之，生姜在外散之；至于芍药，一则止痛，二则利水，三则化瘀，《神农本草经》可证。临床上遇下肢水肿甚者，我常将真武汤与防己黄芪汤合用治之，效果更佳。

【验案赏析】

验案1：冯某，男，24岁，2017年7月17日初诊。

主诉：全身浮肿10余天。

病史：患者10天前感冒发烧，自服双黄连、小柴胡颗粒等，发热虽退，但出现全身浮肿，眼睑颜面及四肢均浮肿明显，尿常规检查提示尿蛋白（+++）。曾在当地综合医院治疗1周，浮肿无消退。经朋友介绍前来就诊，刻下症：患者精神疲倦，眼睑颜面及四肢均浮肿，下肢浮肿呈凹陷性，腰部沉重疼痛，口干渴，无口苦，小便量较前明显减少，大便稍干。舌质淡，苔白腻，脉沉弦。

辅助检查：肌酐：213μmol/L，尿常规：尿蛋白（+++），腹部彩超提示少量腹腔积液。

辨证：太阳、阳明、太阴合病。

治则：温阳祛湿，缓急止痛。

方药：越婢加术汤、真武汤、甘姜苓术汤合方加减。

麻黄 15g	生石膏 45g	苍术 15g	干姜 10g
红枣 15g	白芍 10g	茯苓 30g	制附子 10g
生姜 3 片	炙甘草 5g		

7 剂，每日 1 剂，水煎服，1 日之内当茶慢慢饮。

二诊：患者诉服药 3 剂浮肿尽消，小便量明显增多，服完 5 剂后，腰部沉重疼痛明显减轻，现 7 剂服完，诸症消失。为巩固疗效，防止复发，上方去麻黄、石膏、红枣、生姜，继服 7 剂。

三诊：患者服药 7 剂后，复查肌酐、尿蛋白，均已恢复正常。

按：患者有感冒发烧病史，眼睑颜面及四肢均浮肿，少量腹腔积液，口干渴，小便量少，脉沉，为里水，属越婢加术汤方证；腰部沉重疼痛，舌质淡，苔白腻，属甘姜苓术汤方证；下肢浮肿凹陷，小便量少，脉沉，属真武汤方证。故三方相合治疗而愈。

验案 2：张某，女，47 岁，2017 年 1 月 12 日初诊。

主诉：反复浮肿半年余。

病史：患者半年前无明显诱因开始出现全身面部、四肢浮肿，晨起为甚，眼睑和面部明显，手指自觉发胀。曾在当地医院检查血常规、大小便常规、肝功能、肾功能、血压均正常，医院诊断为"更年期综合征"，服用调节自主神经功能的药物后无改善，患者遂求治当地中医，服用中药近半年，亦无明显改善。经人介绍前来就诊，刻下症：患者精神稍倦，面部微浮肿，眼睑浮肿，双踝关节浮肿，自觉手指发胀，口干口苦，心烦，易发脾气，难入睡，纳差，小便量少次数多，大便黏。舌淡，边有齿痕，苔白腻，脉弦。

辅助检查：血常规、大小便常规、肝功能、肾功能、血压均正常。

辨证：少阳、阳明、太阳合病。

治则：疏肝健脾，除烦利尿。

方药：小柴胡汤合五苓散加味。

苍术 20g　　　茯苓 20g　　　泽泻 20g　　　猪苓 15g

柴胡 30g　　　黄芩 20g　　　法半夏 15g　　桂枝 10g

党参 15g　　　石膏 30g　　　生姜 3 片　　　红枣 15g

炙甘草 10g

7 剂，每日 1 剂，水煎服，1 日之内当茶慢慢饮。

二诊：患者诉服完第 5 剂，全身各处浮肿尽消，手指发胀感、口干口苦皆已除。7 剂服完，体重减轻超过 1000g，自觉身体轻松许多，活动自如。为防止复发，上方去石膏，继服 7 剂，嘱其平时坚持锻炼身体。

按：患者精神稍倦，纳差，口苦，心烦，易发脾气，脉弦，属少阳病小柴胡汤方证；患者面部微浮肿，眼睑浮肿，双踝关节浮肿，自觉手指发胀，口干，小便不利，舌淡，边有齿痕，苔白腻，属五苓散方证；患者口干，心烦，属石膏药证。故此例患者予小柴胡汤合五苓散加石膏，取效甚佳。

验案 3：郑某，男，70 岁，2018 年 3 月 13 日初诊。

主诉：气喘伴双下肢浮肿 1 周余。

病史：患者因急性左心衰合并肾功能不全在当地综合医院住院治疗 1 周余，每日用强心针、利尿药和扩血管药物治疗，效果欠佳，心衰指标甚高（BNP 大于 5000pg/mL），患者症状无明显改善，气喘无法平卧，端坐呼吸，腹痛，双下肢凹陷性水肿。当地医院强烈建议家属转院至广东省人民医院。家属因与我为好友，特邀前去会诊。刻下症：患者精神疲倦，面色苍白，口干口苦，气喘、气短，不能平卧，讲话言语欠清，腹痛，纳差，双下肢水肿，小便少，大便正常。舌淡，苔白滑，脉寸沉，关尺弦。

辨证：少阴、太阴合病夹饮。

治则：温阳活血利水。

方药：真武汤合当归芍药散加味。

制附子 20g　　白芍 15g　　　苍术 20g　　　木防己 15g

茯苓 30g　　　当归 15g　　　泽泻 30g　　　川芎 15g

桂枝 20g　　　杏仁 15g　　　红枣 5 枚　　　生姜 8 片

3 剂，每日 1 剂，水煎服，1 日之内当茶慢慢饮，少量多次频服。

二诊：患者家属诉服完第 2 剂，情况好转许多，夜间可平躺睡觉，面色苍白改善，水肿已消。嘱原方继续服用 5 剂。

三诊：患者家属诉患者病情已经平稳，讲话及表达清晰，夜间平卧睡眠香，下肢水肿尽消，面色改善明显，病情基本恢复。调整处方，巩固治疗。

（家属原话：赵主任，刚和我爸通过电话，他情绪不错，讲话也不大舌头了，表达很清晰，他说晚上都在床上躺着睡觉了，而且睡得很香，脚已完全消肿，脸色也不苍白了。看来情况越来越好，药效显著。）

按： 患者精神疲倦，双下肢水肿，小便少，脉寸沉，关尺弦，属少阴病真武汤方证；面色苍白，腹痛，双下肢水肿，属血虚水停之当归芍药散方证；口干，气喘，双下肢浮肿，苔白滑，脉关尺弦，属水饮内停之候。故予真武汤合当归芍药散加味，取效甚捷。

【个人心得】

1.胖人水湿盛，减肥用五苓 根据我多年临证经验，肥胖患者在辨证用方基础上合用五苓散确实有明显减肥效果，但是减肥主要依靠控制饮食（少肉多素，宜七分饱）及餐后少坐多运动。对于时下流行的不吃晚餐减肥法，本人不提倡，因为我们的胃是有时间生物钟节律分泌胃酸的，不吃晚餐容易生胃病。靠每天吃水果减肥更不提倡，本人临证观察发现，今时之人患糖尿病者越来越多，很多糖尿病患者并无遗传史，而是由于进食甜食较多，或经常喝糖水，或日日进食水果所致，所以我在门诊上经常劝告患者不要盲目相信微信养生，不能拿水果当饭吃。

2.防己黄芪金匮方，阴囊水肿功效良 我经常至全国各地综合医院会诊，常遇到肿瘤晚期、肾衰竭、肝衰竭患者出现阴囊水肿，我常在辨证基础上合用防己黄芪汤，效果显著，其依据乃《外台秘要》所言防己黄芪汤："治风水，脉浮为在表，其人或头汗出，表无他病，病者但下重，从腰以上为和，**腰以下当肿及阴，难以屈伸**。"大家临证不妨一试。

3.脏器衰竭水肿的证治 我在多年经方临证的经验基础上，总结脏器衰竭水肿的证治如下。

（1）肾衰竭贫血、水肿：患者多口苦咽干，恶心呕吐，纳差，贫血，下肢水肿，方选**小柴胡汤合当归芍药散**加味。

（2）肝硬化腹水、水肿：患者常因为低蛋白血症而出现大量腹水，从而导致胸满，小便不利，全身水肿，一身尽重，不可转侧。此类患者多阳虚较重，阳不化气，故水肿明显，方选**柴胡加龙骨牡蛎汤合真武汤**加味。今之医生多言此病后期可出现阴虚水停证，以我的观察和治疗效果来看，患者出现口干、舌光红无苔并非阴虚所致，而是阳不化气、水液不升所致，舌苔乃胃阴上蒸于舌面而成，上蒸就必须依靠阳气的作用，正如甘草干姜汤可以治疗津液不足的咽中干、烦躁吐逆者，其理在于振奋胃气，以复津液。

（3）心力衰竭气喘、水肿：西医治疗心力衰竭予强心、利尿、扩血管，看似非常合理，实则不利于预后。大家试想，心力衰竭患者的心脏本已疲惫不堪，而偏要给予强心治疗，无异于老牛加鞭，虽得一时之力，然已进入恶性循环。我曾与市中心医院 ICU 主任探讨心力衰竭的治疗，他亦不赞成把强心放在首位，此乃真知灼见也。根据我多年临证经验，我常以**真武汤合当归芍药散**治疗心力衰竭。方中附子振奋心阳，类似西药强心，但疗效远优于强心药，因为附子还可以振奋全身阳气，且无毛花苷 C 之不良反应；白术、茯苓、泽泻、白芍利水消肿，疗效类似利尿药，然中药利水确有电解质并不紊乱之优势；当归、川芎、白芍活血，改善循环，类似扩张血管的药物，但无血压下降、头痛等弊端。

六、长期低热莫过清，温阳常可建奇功

低热，是临床上常见的一种症状，通常是指体温超过正常，但又在 38℃ 以下。相信大部分临床医生都会经常遇到低热患者，有些患者是长期持续低热，有些患者的低热则是间断发作，或发有定时，或发无定时。

针对低热，我们绝对不能见热就清，见热就消炎，动辄中医就处以黄芩、鱼腥草、石膏、连翘、金银花之类，或西医就使用大量抗生素，且广谱高级。运用此类疗法，临证虽有低热可退者，实非药物之效，乃是苦寒或抗生素伤及人体阳气，阳气虚衰无力抗邪，而表现出的一种无热恶寒的少阴病状态。这是病情的加重，会导致患者更难以恢复。

那么，关于低热，中医到底该怎么治疗呢？

首先，我想先和大家探讨一下发热的机理。人为什么会发热呢？发热，是人体正气与邪气斗争的一种表现，是人体正气想要驱邪外出的一种努力，是人类发展进化到今天的一种本能反应，可以这样认为，人体阳气越旺，正气越充足，则抗邪能力就越强，发热程度就越高，正如我们平常所见的儿童发热和青少年发热，尤其是儿童发热，小儿为纯阳之体，故其体温常可达

40℃。如果人体阳气不足，正气抗邪不力，正邪斗争不激烈，就会呈现低热的临床表现。如果人体阳气虚衰特别严重，心肾阳气皆衰竭，完全无抗邪能力，正邪不发生任何斗争，则会呈现出一种无热恶寒的少阴病状态，是病情较重的阶段，往往较难恢复。

其次，通过临床观察不难发现，低热往往出现在身体虚弱的人身上，如老年人、疾病后期患者、肿瘤患者、慢性病患者、长期或大量使用激素或抗生素的患者等。此类患者多阳气不足，正气不充实，机体抗邪乏力，正邪斗争不够激烈，故而多表现为低热状态。正如《素问·评热论》曰："有病温者，汗出辄复热，而脉躁疾不为汗衰，狂言不能食，病名为何？岐伯对曰：病名阴阳交，交者死也。帝曰：愿闻其说。岐伯曰：人所以汗出者，皆生于谷，谷生于精，今邪气交争于骨肉而得汗者，是邪却而精胜也。精胜则当能食而不复热。复热者邪气也，汗者精气也，今汗出而辄复热者，是邪胜也，不能食者，精无俾也。"精无俾也是指精气无法持续补益。这段话就是告诉我们，如果精气不足，则邪气就会取胜，往往会出现复发热的情况。

明白了低热产生的机理，我们也就可以推导出低热的中医治疗原则，那就是"温阳"，中医学亦称之为"甘温除热"。甘温除热，初听起来似乎并不合乎中医学原理，有点"火上浇油""伤口撒盐"的感觉，因为《黄帝内经》很早就提出了"寒者热之，热者寒之"的治疗原则，应该说发热用寒凉药清其热才是顺应自然规律的正治之法。其实不然，所谓的"甘温除热"，并非是除一般的高热，而是除阳气不足、正气虚衰、胃气不振、津血受伤而无力驱邪外出之发热。中医学认为，表里同病时，若里实当先解表而后治里，若里虚则宜先治里而后解表，此乃中医学之定法。此类低热患者均是正气不足所致，为里虚，当先治里后解表或者表里同治。

下面，我们来谈谈"甘温除热"的代表性经方桂枝汤。

桂枝汤是由简单的5味中药组成，其中桂枝、生姜辛温发汗，且有健胃作用；大枣、甘草甘温，益胃气、滋津液；白芍微寒收敛，一则制约桂枝、生姜的辛散，二则助大枣、甘草滋津液。全方甘温健胃生津，并配合辛温发表，使精气胜而邪气却，表固而汗止。对于精气虚，不足以抗邪，虽汗出而邪不去者，可使其汗止而热除。本方药力虽微，却可以养胃生津液以发汗而止汗，使邪不得复留肌表，祛邪而不伤正。

【验案赏析】

验案 1：刘某，男，38 岁，2017 年 9 月 8 日初诊。

主诉：反复低烧两周。

病史：患者两周前因感冒发烧在当地西医院打针，当时最高体温 40.5℃，曾使用哌拉西林舒巴坦、左氧氟沙星等，3 天后体温有所下降，但降至 37.3℃后便开始在 37.3℃～38.5℃之间徘徊，通常晚上 9 点左右开始发热，凌晨 1 时许体温又自行下降，请中医会诊服用中药，效果亦欠佳。经朋友介绍前来就诊，刻下症：患者精神疲倦，四肢乏力，夜间发热，怕风汗出（自诉之前从不怕风），稍动则汗流浃背，无口干口苦，微咳无痰，纳眠差，小便偏黄，大便正常。舌质淡，苔白腻，脉寸浮细，关尺沉弱。

辅助检查：门诊查血常规：WBC3.0×10⁹/L。

辨证：太阳、少阴合病。

治则：温阳解表，调和营卫。

方药：桂枝加附子汤加味。

| 桂枝 15g | 制附子 5g | 白芍 15g | 生姜 3 片 |
| 红枣 4 枚 | 五味子 10g | 炙甘草 10g | |

3 剂，每日 1 剂，水煎服，晚饭后至晚上 9 点前慢慢饮完，其他时间不服药。

二诊：患者诉服药后当晚体温升至 37.6℃后即降至正常，服第 2 剂、第 3 剂，晚上均未再出现低烧，怕风汗出亦消失，复查血常规白细胞恢复正常，遂嘱其粥食慢慢调养之。患者表示感谢。

按：患者发热，怕风汗出，寸脉浮细，为太阳病桂枝汤方证；疲倦乏力，汗流浃背，关尺沉弱，为少阴病附子药证；微咳无痰伴汗出，恰合五味子酸敛止咳之药证。故处方以桂枝加附子汤再加五味子以收全功。

验案 2：张某，女，46 岁，2018 年 1 月 9 日初诊。

主诉：反复低烧 1 月余。

病史：患者 1 个月前因扁桃体发炎高烧在当地医院打针吃药治疗两周，体温最高 40.2℃，曾使用头孢曲松、阿奇霉素、奥司他韦（达菲）和中药等进行治疗，体温降至 37.4℃后，便开始在 37.4℃～38.7℃之间徘徊，发热时间通常为每天下午 2 点左右和凌晨 4 点左右，发热前先怕冷明显，甚至全身发抖，其后则发热，通常发热 3 个小时后可自行降温。患者曾至多家医院求治于名医，效果欠佳。经朋友介绍前来就诊，刻下症：患者精神稍倦，自觉乏力，下午和凌晨发热，怕风，喝热水有汗出，口苦口干咽干，颈部僵硬不舒服（自诉有颈椎病），纳可，眠稍差，小便清，大便正常。舌质淡，苔白腻，脉寸浮细数，关尺弦细。

辅助检查：门诊查血常规无异常。

辨证：太阳、少阳合病。

治则：调和营卫，和解少阳。

方药：柴胡桂枝汤加味。

桂枝 15g	葛根 30g	白芍 15g	生姜 3 片
红枣 4 枚	柴胡 25g	黄芩 15g	天花粉 15g
党参 15g	炙甘草 10g		

3 剂，每日 1 剂，水煎服，午饭后和晚上睡觉前各服 1 次，慢慢饮，其他时间不服药。

二诊：患者诉服药至第 3 剂，下午和凌晨均未再出现低烧，口苦口干咽干亦缓解。嘱其粥食养之。

按：患者发热，怕风，喝热水有汗出，颈部僵硬不舒服，寸脉浮细，为太阳病桂枝加葛根汤方证；精神稍倦，乏力，口苦咽干，关尺弦，为少阳病小柴胡汤方证。至于口干一证，需要鉴别是天花粉药证还是生石膏药证，区别点在于小便是否有黄热，如小便黄，有灼热感，则为生石膏药证，如小便清，则为天花粉药证。

验案 3：张某，女，26 岁，2017 年 12 月 4 日初诊。

主诉：反复低烧一个半月。

病史：患者有乙肝"大三阳"病史，诉感冒自服小柴胡颗粒、头孢克肟分散片、双黄连等药物后出现低热不退，下午和上半夜明显，其他时间亦发作，四处中西医治疗，均无明显效果，西医各项检查均未见明显异常。经人介绍前来就诊，刻下症：精神疲倦，全身乏力，低热，发作时头痛、头汗出，口干甚不欲饮或饮热水觉舒，咽干，晨起口苦，纳眠差，小便正常，大便稀烂。舌淡，苔白腻，脉沉细无力。

辅助检查：门诊各项检查均未见明显异常。

辨证：太阳、少阳、太阴合病。

治则：温中健脾，调和营卫，和解少阳。

方药：柴胡桂枝干姜汤合理中汤加减。

桂枝 15g	葛根 30g	牡蛎 30g	苍术 15g
茯苓 30g	柴胡 25g	黄芩 15g	党参 20g
干姜 15g	炙甘草 10g		

3 剂，每日 1 剂，水煎服，日夜当茶慢慢饮。

患者服药第 2 天下午电话告知低热已除，口干苦明显减轻，咨询余下两剂是否服完，余告之服完即可，并嘱其粥食养之。后微信问之，未见低热复发。

按：患者发热，头痛，头汗出，为太阳病桂枝药证；精神疲倦，口苦咽干，为少阳病柴胡、黄芩药证；口干甚不欲饮或饮热水觉舒，大便稀烂，舌淡，苔白腻，脉沉细无力，为太阴病理中汤方证。考虑患者口干伴有大便稀烂，故予葛根替换天花粉，葛根既可生津止渴，又可升阳止泻，切合证机。牡蛎既可润燥，又可安神助睡眠。故以柴胡桂枝干姜汤为主方治疗，取得良效。

【个人心得】

1. 初病低热可三阳，久病低热求三阴　临证实践就是一个不断总结经验的过程，我在临床中发现，初病就呈现低热者，尚有不少太阳、少阳和阳明病，而久病低热的患者，我们一定要从三阴入手治疗。临证是复杂的，我们还会经常遇到阳证和阴证合病的情况，如柴胡桂枝汤、柴胡桂枝干姜汤等方证，所以临床上一定要仔细辨证，随证治之。

2. 现代患者低热，常由激素、抗生素引起　现代很多年轻患者或儿童患者发热就诊时常是低热状态，一问就知道是用过激素或用过一段时间的抗生素所导致的，查看患者血常规发现，白细胞和中心粒细胞下降，这样的低烧现在临床上不少见。临床观察发现，使用激素、抗生素后，患者阳气多受损，免疫力低下，故常呈低烧状态。

3. 发热患者饮食　发热患者应以软烂、清淡、易消化饮食为主，发热期间忌蛋、肉、茶、冷饮、辛辣食物，忌强迫进食和大量饮食。

七、阳痿并非纯肾虚，桂枝龙牡乌梅奇

提起阳痿，几乎每一个中医大夫，上至教授，下至村医，都会告诉你是"肾虚"，有的说肾阳虚，有的说肾气虚，有的说肾精虚，有的说肾阴虚，可谓莫衷一是，不知所从。

自我读大学以来，实习、跟诊、临证，所见诸医无不从肾虚论治，似乎阳痿与肾虚之间完全就是等号，然留心观察发现，按肾虚论治的多数患者其临床实际疗效欠佳。原因为何？余常静坐思之，不外乎人云亦云者多，不求善解者众，今之中医多受西医之思潮影响，常常幻想抱一方救一病，而置辨证论治原则于不顾，殊不知"五脏使人痿"，阳痿并非肾虚一端，与五脏皆有关系，尤其与心、肝、肾关系密切，正如《广嗣纪要》云："痿而不举者，肝气未至也……壮而不热者，心气未至也……坚而不久者，肾气未至也。"

针对阳痿一病，余在临证思考中总结出如下病机。

1. 阳虚为本　明代杰出医家张景岳认为："精之藏制虽在肾，而主宰则在心。"清代名医喻嘉言亦指出："心者，情欲之施府。"说明性欲的产生是受心神所主宰的，心为君火，火动则欲起，火衰则欲灭，故而心阳的盛衰关系着性欲的强弱。余临床观察发现，阳痿患者多伴性欲下降，查其舌脉多为舌淡苔白、脉细弱之心阳虚证候。另外，心主血脉，心阳不足则无力推动血行以灌阴器，亦可导致阳痿。

中医学认为，肾藏精，主管人体的生殖功能。肾中所藏精气充足，肾阳充盛，是性欲产生和阴器勃起的物质基础，正如《三元参赞延寿书》所云："精盛则思室。"临床观察发现，阳痿患者多有纵欲过度的情况，或房劳过度，或自慰成瘾，过耗肾中精气。余认为，肾中之精乃元阳聚积之态，精满则思欲，精亏则不举，故元阳不足为阳痿之根，正如《诸病源候论·虚劳阴痿候》曰："肾开窍于阴，若劳伤于肾，肾虚不能荣于阴器，故痿弱也。"

2. 肝郁为标　中医学认为，肝体阴而用阳，藏血主疏泄。男子的排精依赖于气机的调畅及肝气的疏泄功能。《灵枢·经脉》云："肝足厥阴之脉……循股阴，入毛中，过阴器。"《辨证录》云："肝气旺而宗筋伸。"《灵枢·经筋》云肝"其病……阴器不用"。《杂病源流犀烛》曰："又有失志之人，抑

郁伤肝，肝木不能疏泄，亦致阴痿不起。"《景岳全书》言："凡思虑、焦劳、忧郁太过者，多致阳痿。"说明肝血充足，肝的功能正常，则宗筋得养，阴器可举；若肝气郁结，肝失疏泄，则经筋失于濡养，常可导致阳痿。

余在临证中观察发现，由于当今社会竞争激烈，尤其是已婚男性正承受着来自工作、家庭和社会等多方面的压力，或工作经常受压抑，或工作量太大长期精神紧张，均可导致肝失疏泄，而正常的性冲动依靠肝对血液的疏泄调节，因为宗筋的兴奋是以血液充实为基础，故肝失疏泄常导致阳痿的发生。

西医学研究亦表明，长期的精神刺激可导致大脑皮质、皮质下高级中枢及脊髓低级中枢功能紊乱，出现大脑皮质对性兴奋抑制增强的情况，从而容易引起性欲减退及勃起功能障碍。

【验案赏析】

验案1： 王某，男，40 岁，2017 年 12 月 18 日初诊。

主诉：阳事不举多年。

病史：患者结婚 10 余年，育有一女，现生育政策放宽，拟备孕二胎，但自觉近几年力不从心，每次同房前无性欲，同房时阳事不举，曾四处奔波，求医未果。经朋友介绍从深圳赶来湛江就诊，刻下症：患者精神疲倦，由于平时工作和生活压力较大，要供房供车，故时常感觉乏力，自觉无明显性欲，怕冷怕风，经常出汗，活动后尤甚，手脚冷，无口干口苦，纳眠正常，二便正常。舌质淡，苔白腻，六部脉沉细无力。

辨证：太阳、少阴、太阴合病兼肾精亏虚。

治则：温补肾气，填精补髓。

方药：桂枝甘草龙骨牡蛎汤、肾气丸、四逆散合方加味。

肉桂 10g	制附子 10g	熟地黄 50g	山茱萸 25g
淮山药 25g	牡丹皮 20g	茯苓 20g	盐泽泻 20g
党参 30g	柴胡 15g	菟丝子 30g	蛇床子 15g
白芍 15g	煅龙骨 30g	煅牡蛎 30g	枳壳 15g
炙甘草 10g			

7 剂，每日 1 剂，水煎服，1 日之内当茶慢慢饮。

患者次日上午电话告知，服药 1 剂，效果媲美伟哥，却无不适反应，当晚阴茎勃起明显，从晚餐后坚挺至同房后，万分感谢。嘱其服完 7 剂。

二诊：患者精神明显改善，自觉服药期间每天无疲劳感，性欲明显提升，时有不自主勃起。考虑患者要回深圳工作，故予上方继服30剂。

三诊：患者介绍的朋友前来就诊，告知我患者阳痿已经痊愈，其妻子已经怀孕，特表示感谢。

按： 患者怕风，经常出汗，活动后尤甚，辨证属太阳病桂枝甘草龙骨牡蛎汤方证；患者精神疲倦，手脚冷，自觉无明显性欲，舌质淡，苔白腻，六部脉沉细无力，辨证属少阴、太阴合病之肾气丸方证；考虑患者平时工作和生活压力较大，故合用四逆散。方证、药证相合，故取效甚捷。

验案2： 关某，男，21岁，2018年2月13日初诊。

主诉： 反复遗精3年余。

现病史： 患者未婚，在读大学，自诉近3年来经常遗精，遗精过后精神疲倦，注意力无法集中，且记忆力下降，曾在省内各家医院多次就诊，均效果欠佳。经老师介绍前来就诊，刻下症：患者精神疲倦，基本两天遗精1次，下腹部酸闷感，尤其是遗精后，口苦口干，手脚冰冷，上课注意力无法集中，且记忆力下降，纳眠正常，小便正常，大便不成形。舌质淡，苔白腻，寸脉浮，关尺脉沉微。

辨证： 上热中虚下寒。

治则： 清上补中温下。

方药： 乌梅丸合桂枝茯苓丸加减。

肉桂10g	制附子10g	细辛5g	黄连15g
黄柏15g	当归10g	党参20g	干姜10g
乌梅15g	煅龙骨30g	煅牡蛎30g	苍术15g
茯苓30g	牡丹皮15g	白芍15g	桃仁10g

7剂，每日1剂，水煎服，1日之内当茶慢慢饮。

二诊：患者精神明显好转，服药7天之内遗精1次，自觉疲劳感减轻许多，口干口苦、手足冷均改善，小腹酸闷感减轻，大便已成形。患者要去外地上学要求开多一些，故减黄连为10g，其余药物不变，继服30剂。

三诊：患者电话告知，未再出现遗精情况，精神、注意力和记忆力均明显改善。考虑患者在学校读书期间不方便煮药，改膏方继续调理1个月。

按： 患者在上表现为口干口苦，寸脉浮之上热证；在中表现为下腹部酸闷感，大便不成形，舌质淡，苔白腻之中虚寒证；在下表现为遗精，手脚冰冷，关尺脉沉微之下降阳虚证。诸症相合，辨证为乌梅丸方证。患者上课注意力无法集中，且记忆力下降，属久有瘀血所致，故予桂枝茯苓丸。方证、药证相合，故取效甚捷。

【个人心得】

1. 压力易阳痿，熬夜阳更虚　随着临证阳痿患者的不断增多，我发现精神性阳痿的发病率越来越高，现在的青壮年看似很强壮，然由于工作或生活中压力越来越大，常导致性欲下降，阳事不举。另外，由于工作量大常熬夜加班，或者因为玩手机等，经常凌晨两三点才休息，这样严重消耗机体的阳气，阳气不足则阳事不举就会加重。所以，要注意学会调节自己的压力，调整作息时间，只有保证身体健康，才能更好地工作，过上更幸福的生活。

2. 炒菜煲汤要放姜，平日切莫贪寒凉　我在门诊和养生课上经常告诉大家，由于现在的人多寒湿体质，家里做菜、煲汤一定要放两三片生姜，尤其在做海鲜的时候更应该如此，因为海鲜寒性。现代人经常喝冰冻饮料、啤酒也是不对的，很容易伤及人体阳气。切忌，这也是导致男性阳痿的原因之一。

八、带状疱疹神经痛，附子瓜蒌建奇功

带状疱疹后遗神经痛是指带状疱疹皮疹愈合后，疼痛持续1个月以上，是带状疱疹最常见的临床并发症，好发于中老年患者。国外报道，60岁以上的老年人出现带状疱疹后遗神经痛的概率超过了50%，且随着年龄的增长，发病率增高，疼痛持续的时间延长，程度加深，严重影响患者的生活质量。

我初年临证之时，常目睹此类患者虽按医嘱服用卡马西平、小柴胡汤加减和外用紫金锭加白醋调敷患处，仍疼痛难以缓解。患者之无助和医者之无奈常深深触痛我心。闲暇之时，我翻阅大量古籍，精研经典，终有所悟，验之临床，常获良效，特分享给大家。

1. 带状疱疹后遗神经痛病机

（1）阳虚为本：目前的临床研究均已证实，带状疱疹后遗神经痛多发生在中老年患者，且随着年龄的增长，发病率增高，疼痛持续的时间延长，程度加深。我们认真推理便知，中老年患者阳气不足，且随着年龄增长，阳气

日渐衰减，阳气之功类似于我们人体的免疫功能，阳虚（或者说免疫功能下降）无力托邪外出常遗留神经痛，故而阳虚为本病之本。我在门诊临证过程中也发现，此类后遗神经痛患者多表现为舌淡白，苔白腻，脉沉细或沉弦、沉迟等寒湿为主的证候。

（2）肝郁为标：带状疱疹是以单侧神经分布的簇集性小水泡为特点的疾病，故而后遗神经痛亦发于身体单侧，当属少阳经脉所主。因少阳主枢，少阳受邪之后，枢机不利则导致气郁；少阳内寄相火，少阳气郁日久则必然化火。因此，临床上后遗神经痛患者多伴心烦易怒、脾气暴躁。

（3）血瘀为患：中医学认为，不通则痛。带状疱疹后遗神经痛病属少阳，少阳受邪，枢机不利则气郁，气为血之帅，气郁日久则必然致血瘀，故临床上后遗神经痛患者多表现为痛处固定不移。

2. 带状疱疹后遗神经痛治疗　根据以上分析，并结合我的经方临证体会，我在临床中提出以麻黄细辛附子汤、小柴胡汤和瓜蒌红花甘草汤合方为基础治疗带状疱疹后遗神经痛，每获良效。

合方的配伍特点如下。

（1）阳虚当温：带状疱疹后遗神经痛，其痛在表，当属太阳，其本阳虚，脉多沉弦，病又在少阴，故为太阳、少阴合病，方选麻黄细辛附子汤。现代研究证实，细辛的镇痛作用明显，对于牙痛、神经性疼痛、头痛、跌打损伤痛等多种疼痛均有很好的疗效。

（2）肝郁宜疏：带状疱疹后遗神经痛发于身体单侧，病属少阳。少阳枢机不利常致气郁合化火，正与小柴胡汤方证病机吻合。

（3）血瘀当化：带状疱疹后遗神经痛病程日久，常有瘀血存在，故临证当以活血化瘀为治，我常选用瓜蒌红花甘草汤。瓜蒌红花甘草汤出自明代名医孙一奎的《医旨绪余》，原书记载："余弟于六月赴邑，途行受热，且过劳，性多暴躁，忽左胁痛，皮肤上一片红如碗大，发水疱疮三五点，脉七至而弦，夜重于昼。医作肝经郁火治之，用黄连、青皮、香附、川芎、柴胡之类，进一服，其夜痛极，且增热。次早看之，其皮肤上红大如盘，水泡疮又加至三十余粒。医教以白矾研末，井水调敷，仍于前药加青黛、龙胆草进之。其夜痛苦不已，叫号之声，彻于四邻，胁中痛如钩摘之状。次早观之，其红已及半身矣，水疱疮又增至百数。"从其记述的症状来看，应该是带状疱疹无疑。孙一奎于是求教于他的老师黄古潭先生，黄师曰："切脉认证则审矣，制药订方则未也。"改用大瓜蒌一枚，重一二两，连皮捣烂，加甘草二钱，红花五分，一剂而愈。

瓜蒌红花甘草汤治疗带状疱疹疼痛已为历代名家所识，如秦伯未先生、何绍奇先生、邹孟城先生以及我的老师徐书先生均对此方推崇备至。方中以瓜蒌一枚（约合今30～50g）为主药，瓜蒌性味甘寒，虽以清化热痰、通腑开结见长，《重庆堂随笔》认为其尚能"舒肝郁，润肝燥，平肝逆，缓肝急"，《药性类明》更说其"甘合于寒，能和、能降、能润，故郁热自通"，但因瓜蒌用量大易滑肠而引起腹泻，故用甘草甘缓和中。虽说"痛随利减"，但毕竟泄多伤正，故重用甘草。方中用些许红花，取其入络行瘀之力。

【验案赏析】

于某，男，32岁，2018年1月9日初诊。

主诉：带状疱疹后遗神经痛3年余。

现病史：患者3年前右侧胸胁部患带状疱疹，后经治疗疱疹消失，但遗留神经痛，经常发作，尤其遇阴雨天易发作或加重，曾至全国各地就医，效果欠佳。经朋友介绍前来就诊，刻下症：患者精神疲倦，怕冷，右侧胸胁部疼痛如刀割针刺，阴雨天加重，患者因为后遗神经痛常焦虑不安，无口干口苦，纳眠正常，小便清，大便偏干。舌淡，边有齿痕，苔白腻，脉寸弦紧，关尺脉沉。

辨证：太阳、少阴、少阳合病兼血瘀。

治则：温补肾气，填精补髓。

方药：麻黄细辛附子汤、瓜蒌红花甘草汤、四逆散、芍药甘草汤合方加减。

麻黄 10g	制附子 15g	细辛 5g	瓜蒌皮 20g
瓜蒌仁 20g	红花 15g	白芍 30g	桔梗 30g
延胡索 30g	柴胡 30g	枳实 15g	炙甘草 20g

7剂，每日1剂，水煎服，1日之内当茶慢慢饮。

二诊：患者诉服药后精神好转，右侧胸胁部疼痛显著减轻，大便改善。嘱继服上方7剂。

三诊：患者精神疲倦已经缓解，右侧胸胁部疼痛基本消失，7天仅有1次轻微疼痛发作，大便恢复正常。调方如下。

| 麻黄 10g | 制附子 15g | 细辛 5g | 瓜蒌皮 15g |

　　瓜蒌仁 15g　　　　红花 15g　　　　白芍 20g　　　　　桔梗 20g

　　延胡索 20g　　　　炙甘草 10g

　　7剂，每日1剂，水煎服，1日之内当茶慢慢饮。

　　7剂服完，患者电话告知，右侧胸胁部疼痛未再发作，表示感谢。

　　按：患者带状疱疹后遗神经痛3年余，病程久，久病必瘀，故予瓜蒌红花甘草汤；右侧胸胁部疼痛如刀割针刺，辨证属桔梗药证；焦虑，胁肋疼痛，便干，辨证属四逆散方证；患者精神疲倦，怕冷，疼痛遇阴雨天加重，脉寸弦紧，关尺脉沉，辨证属麻黄细辛附子汤方证；芍药甘草汤加延胡索专为止痛而设，芍药又称"小大黄"，具有通便之功，于大便干有利。诸方相合，方证对应，药证对应，故取效捷。

【个人心得】

　　1. 桔梗疗胁痛如刀割　　桔梗是临床中常用的一味中药，因其具有开宣肺气、祛痰排脓之功，故多用于呼吸系统疾病，尤其是咳喘类疾病痰难出者。然桔梗止痛之功效常被今之医生忽视或不识，《神农本草经》如是记载桔梗："主治胸胁痛如刀刺，腹满肠鸣幽幽，惊恐悸气。"此论多不为今之临床重视。现代研究亦证实，桔梗有较强的镇痛作用，桔梗的化学成分之一桔梗皂苷D可通过减弱去甲肾上腺素及五羟色胺而起到镇痛作用，且镇痛作用较强，作用于中枢系统，不受阿片受体影响，其镇痛效果与剂量呈正相关。

　　《神农本草经》谓桔梗"主治胸胁痛如刀刺"，我常据此将其用于治疗带状疱疹后遗神经痛，取得较好疗效。国医大师褚国维教授认为，带状疱疹后遗神经痛患者常受疼痛困扰，且此病之疼痛缠绵难愈，甚者难以入眠，抑郁烦躁，情志不遂，亦十分符合桔梗"惊恐悸气"之主治。

　　需要注意的是，我们不能因为桔梗主治胸胁痛如刀刺，就简单认为，临证单用即可，我建议要在辨证用药的基础上加用桔梗，常用至30g以上，方能发挥更好的止痛效果。

　　2. 活血止痛加元胡乳没　　临床上，遇到疼痛时间久且较为剧烈的患者，我常在辨证的基础上加用延胡索30g，乳香5～10g，没药5～10g，以加强活血止痛之功。

　　3. 六经辨证神经痛，病在少阴少阳中　　经过大量经方临证实践，我渐渐发现带状疱疹后遗神经痛的六经辨证规律。本病六经辨证以少阴证、少阳证居多，且少阴证和少阴、少阳合病证比例更高，或许与岭南气候影响下的居民寒湿体质或上热下寒体质有关。我临证治疗以麻黄细辛附子汤、真武汤、小柴胡汤为多，对于因神经痛而导致焦虑的患者，常加用四逆散治疗。

九、血压升高机理明，活血利水行气宁

据不完全统计，目前我国高血压患者已经超过1亿，在各种严重威胁人们健康的因素中，高血压居"杀手榜"的前列。高血压是现代临床最常见的慢性病，也是心脑血管疾病最主要的危险因素。目前西医治疗需要终身服药，停药常反弹；目前中医治疗虽有一定疗效，但效果欠佳，且不能持久，其由何在？余常思之。

1. 人体血压缘何会升高？　　人类进化至今日，机体各系统已发展完善且非常智能，临床出现的所有症状，究其本质皆为人体本身对疾病所做的自我适应性调整反应。随着年龄的增长，血管脆性增加，弹性却在下降，犹如树皮幼嫩与老糙之别；加之今人不必再为觅食而劳作或狩猎，点点手指即有食物，而且是大鱼大肉、好酒好饮料，出门坐滴滴，上楼有电梯，爬山乘索道等，这些便利的生活方式使人们越来越喜欢享受舒适的生活，过得越来越安逸。这种活动少、吃多吃好的生活方式加重了人体营养过剩的情况，而又代谢、排泄不足，故而人体内废物越聚越多，血液越来越黏稠，血流阻力越来越大。因此，为了保证人体各脏器的供血，机体必须通过增加心肌收缩力或通过加快心率的方式来维持机体各处的营养供应，于是血压升高。

2. 为什么血压常随着年龄增长而升高？　　这就要从人体阳气生长和衰退的规律说起。人自出生至35岁（女子）、40岁（男子）之间，体内阳气日益充盛；而女子35岁、男子40岁以后，体内阳气日渐衰减，阳气衰减的同时伴随的是阴寒之气的日渐加重，阴寒之气主收，而气血得温则行，得寒则凝，故人体气血日渐流通不畅，出现或滞或瘀的情况。血行不畅反过来刺激心脏，心脏要加强做功方能适应机体对气血等营养物质的需要，于是血压随年龄增长日益升高。

明白了这些机理，我们就很容易理解为何西医治疗高血压需要终身服药且不能停药，因为其所用药物主要通过利尿、减慢心率、降低心肌收缩力和扩张血管来实现降压，并未真正解决血流阻力增大的根本原因，故停药即反

弹。目前中医治疗高血压常从肝阳上亢、肝肾不足入手，看似合理，然仍未抓住血压升高之要害。

3. 高血压病机　余通过大量经方临床实践，并结合诊余思考，认为人体无非气、血、水的运行，血压升高之机理亦逃不出"**气滞、血瘀、水停**"三大病理机制。

（1）血瘀是基础：患者血压升高的病理基础在于血流阻力增加，血行迟缓至瘀，瘀成则血行更受阻，亦会加重气滞，造成水停，故血瘀是基础。

（2）气滞是关键：中医学认为，气为血之帅，血为气之母，气、血之病常相互影响，血瘀则气滞，气滞则血更瘀。临床上，气滞日久又可化火升阳，出现肝火上炎、肝阳上亢之高血压证候。

（3）水停是常患：人体内，水的运行赖气的推动，气滞则易致水停，血瘀亦可导致水停，水停之后又反过来加重气滞、血瘀，故高血压患者常有水停为患。

4. 高血压治疗　根据以上分析，余在临床提出以桂枝茯苓丸、当归芍药散合大柴胡汤或小柴胡汤作为基础方治疗高血压，屡获良效。

合方的配伍特点如下。

（1）血瘀当化：血得温则行，得寒则凝，故化瘀当以温化为主，方选桂枝茯苓丸。《金匮要略·妇人妊娠病脉证并治》曰："妇人宿有癥病，经断未及三月，而得漏下不止，胎动在脐上者，为癥痼害。妊娠六月动者，前三月经水利时，胎也。下血者，后断三月衃也。所以血不止者，其癥不去故也，当下其癥，桂枝茯苓丸主之。"由此可知，桂枝茯苓丸乃为化瘀生新、调和气血之剂。方中桃仁、牡丹皮活血化瘀；配伍等量白芍破瘀养血，使瘀血去，新血生；加入桂枝，既可温通血脉以助桃仁之力，又可得白芍以调和气血，同时还有降气冲之功效；以茯苓之淡渗利湿调血瘀之水停。

（2）水停当利：高血压之水停皆有血瘀之基础，故利水的同时莫忘活血，方选当归芍药散，阳虚者常加附子（取真武汤之意）。《金匮要略·妇人妊娠病脉证并治》曰："妇人怀妊，腹中疠痛，当归芍药散主之。"《金匮要略·妇人杂病脉证并治》曰："妇人腹中诸疾痛，当归芍药散主之。"由此可知，当归芍药散乃养血活血之方。方中以当归养血活血；白芍缓急止痛；茯苓、白术、泽泻利水；川芎辛窜舒达，以畅达血气。

（3）气滞当疏：高血压发病机理中气滞是关键，且气滞往往又容易导致少阳相火偏旺和阳明里实内结，故选方宜大柴胡汤。方中柴胡疏肝理气，黄芩清少阳之火，大黄、枳实、芍药除阳明里实，半夏、生姜化饮。

【验案赏析】

验案1：张某，男，43岁，2017年12月26日初诊。

主诉：发现高血压1年。

病史：患者1年前体检发现血压升高，当时血压156/99mmHg，后经当地综合医院确诊为高血压，并给予降压药治疗。患者服药期间血压均正常，偶尔停药发现血压明显升高，甚至超过就诊前最高血压，患者因为需要终生服药而苦恼。经朋友介绍，为求中药彻底治愈高血压前来就诊，刻下症：患者精神疲倦，口唇颜色发暗，白天欲寐，夜晚难以入睡，经常头晕，手脚冰冷，特别怕冷，口干不欲饮，无口苦，纳可，夜尿多，大便偏干，日1次。舌质淡胖，边有齿痕，苔白腻，脉寸浮弦，关尺脉沉。就诊时血压：154/101mmHg。（患者身高174cm，体重54kg，偏瘦）

辨证：少阴、太阴合病夹瘀。

治则：温阳活血利水。

方药：真武汤、桂枝茯苓丸、当归芍药散合方加味。

制附子15g	茯苓15g	苍术15g	白芍15g
当归15g	川芎20g	泽泻15g	桂枝10g
桃仁15g	牡丹皮30g	怀牛膝30g	

7剂，每日1剂，水煎服，1日之内当茶慢慢饮。嘱患者每天清晨平卧位测3次血压，每次间隔5分钟以上，取平均值记录。注意餐后多走动，少吃肉食，多吃蔬菜，晚上早点休息。

二诊：患者血压平均值降至140/92mmHg，精神明显好转，服药期间白天不困，夜晚已经正常入睡，头晕、手脚冰冷、怕冷、口干、夜尿多均明显改善，大便正常。守方继服7剂。

三诊：患者血压平均值降至128/84mmHg，诸症消失，仅唇色较暗，患者特别感谢。改膏方调理3个月。

半年后随访，患者血压未反弹，患者诉由于血压稳定，睡眠好，目前体重已经比半年前增加约6kg。

按：患者精神疲倦，白天欲寐，经常头晕，手脚冰冷，特别怕冷，口干不欲饮，夜尿多，舌质淡胖，边有齿痕，苔白腻，关尺脉沉，辨证属少阴、太阴合病之真武汤方证；患者口唇颜色发暗，说明体内有瘀，舌质淡胖，边有齿痕，苔白腻，关尺脉沉，说明体内有水饮，故予桂枝茯苓丸合当归芍药散。方中加桂枝治气水上冲，加怀牛膝引血下行。嘱患者白天服完此方，因附子可兴奋阳气，故白天精神亢奋，夜晚自然进入抑制状态，此乃中医之妙。

验案2：杜某，男，45岁，2017年9月12日初诊。

主诉：发现高血压3年余。

病史：患者体形肥胖（92kg），因为工作原因经常应酬喝酒，经常熬夜，3年前因为突然头晕至医院就诊发现血压升高，当时血压168/106mmHg，遂开始服用降压药治疗，刚开始服用一种降压药，耐药后服用3种降压药，血压仍控制不佳。患者非常苦恼，常四处奔波求医，服用大量中药，仍无明显效果。经朋友介绍前来就诊，刻下症：患者精神疲倦，面色、唇色发暗，腹型肥胖，烦躁易怒，口干口苦口臭，纳可，眠差，大便偏干，2～3日1次。舌质淡，边有齿痕，苔白腻，脉寸关弦，尺脉沉。就诊时血压：170/108mmHg。

辨证：少阳、阳明合病夹瘀。

治则：清少阳，泻阳明，活血化瘀。

方药：大柴胡汤、桂枝茯苓丸、当归芍药散合方加减。

柴胡 30g	茯苓 15g	桂枝 15g	牡丹皮 30g
桃仁 15g	黄芩 30g	法半夏 20g	枳实 20g
生大黄 5g	白芍 15g	生石膏 30g	当归 15g
川芎 15g	泽泻 15g	白术 20g	

7剂，每日1剂，水煎服，1日之内当茶慢慢饮。嘱患者每天清晨平卧位测3次血压，每次间隔5分钟以上，取平均值记录。尽量减少饮酒，注意餐后多走动，少吃肉食，多吃蔬菜，晚上早点休息。

二诊：患者诉服此方第3天血压平均值160/102mmHg，7剂服完，血压平均值154/98mmHg，烦躁易怒、口干口苦、口臭均减轻，大便恢复正常。调方如下。

柴胡 30g	茯苓 15g	桂枝 15g	牡丹皮 30g
桃仁 15g	黄芩 30g	法半夏 20g	枳实 15g
酒大黄 5g	白芍 15g	生石膏 30g	当归 15g

川芎 15g　　　　泽泻 15g　　　　白术 20g

7剂，每日1剂，水煎服，1日之内当茶慢慢饮。嘱患者继续每天清晨平卧位测3次血压，每次间隔5分钟以上，取平均值记录。

三诊：患者诉服上方第4天血压平均值148/94mmHg，7剂服完，血压平均值140/89mmHg，烦躁易怒显著减轻，无口干口苦口臭，大便正常，面色、唇色仍较暗。守方继服7剂。

四诊：患者血压平均值132/82mmHg，诸症消失，仅面色、唇色较暗。改膏方调理3个月。

1年后随访，患者血压未反弹，患者诉近1年减肥超过20kg。

按：患者精神疲倦，烦躁易怒，口干口苦口臭，大便偏干，2～3日1次，寸关脉弦，辨证属少阳、太阳合病之大柴胡汤方证加石膏药证；面色、唇色发暗属有瘀，腹型肥胖，舌质淡，边有齿痕，苔白腻，说明体内痰湿较盛，寸关脉弦，尺脉沉，弦主饮，沉主水，辨证属血瘀有水，予桂枝茯苓丸合当归芍药散。诸方相合，血压得控。

【个人心得】

1. 肥胖未必都阳虚，瘦人亦非皆有火　记得初学中医时，教科书上讲胖人多阳虚寒湿，瘦人多阴虚火旺。待及自己临证之时，发现临床上肥胖患者常因进食大鱼大肉、饮酒较多而呈现阳热证候者不在少数，且并无怕冷等阳虚之候；相反，瘦人也常因食欲不佳，进食不吸收，腹泻多见，而无明显阴虚火旺之候，却是阳虚寒湿更为多见。所以，我在临床教学中反复强调，检验一切理论是否正确的唯一标准就是临床实践，临证不可照本宣科，照搬经典，而要实事求是、辨证论治。

2. 气水上冲血压高，引血下行功效好　临床上，血压升高多为气水上冲所致，而降气水上冲效果最好的药物是桂枝，引血下行则用怀牛膝。但要注意的是，怀牛膝常用于阳虚寒湿、虚阳上浮者，若遇上焦实热者不宜使用，故第2个医案未使用怀牛膝。

3. 高血压饮食宜忌　俗话说："三分治，七分养。"高血压更是这样，日常的饮食调养尤其重要。所以，高血压患者三餐要合理，少量多餐，清淡低盐低油，避免过饱。

高血压患者需要减少食用的食物有：

高热量食物，如巧克力、蔗糖、糖水等。

肉类，容易导致血脂高。

食盐，高血压患者应限制盐的摄入。

浓茶，常引起大脑兴奋、不安、失眠、心悸等。

辛辣食物，如辣椒、大蒜等。

酒，饮酒可使心率增快，血管收缩，血压升高。大量、长期饮酒更易诱发动脉硬化，加重高血压。因此，高血压患者应戒酒。

十、痛风虽是尿酸高，桂枝芍药知母效

西医学认为，痛风最重要的生化基础是高尿酸血症。急性发病患者大多与饮食相关，常在进食海鲜、动物内脏或者饮酒后发生，或者是劳累、剧烈运动后发作。中医学认为，痛风当属痹病范畴。何以谓痹？《说文》曰："痹，湿病也。"《素问·痹论》曰："风寒湿三气杂至，合而为痹也。其风气胜者为行痹，寒气胜者为痛痹，湿气胜者为着痹也。""痹在于骨则重，在于脉则血凝而不流，在于筋则屈不伸，在于肉则不仁，在于皮则寒。"

余根据多年临证观察，并结合门诊大量临床实践，提出痛风之病机特点如下。

1. 湿邪为基础　痛风患者多病程长，病情反复发作，受累关节、肌肉常麻木重着肿胀，且舌质偏淡，苔白厚腻，正合湿性重着黏腻难去之特点，故湿邪为痛风发病之基础。

2. 寒邪为关键　痛风发作时常关节疼痛难忍，且固定不移，与寒主收引、其性凝滞之特点相合，故寒邪为发病之关键。

3. 风邪为诱因　临床上，痛风患者常因天气变化或受风而发，且关节疼痛常有游走的特点，时而这个关节疼痛，时而其他关节又疼痛，正合风邪善行而数变之特点，故风邪为发病之诱因。

根据对痛风病机之分析，余在临床上提出治疗痛风当以桂枝芍药知母汤为基础方。《金匮要略·中风历节病脉证并治》曰："诸肢节疼痛，身体魁羸，脚肿如脱，头眩短气，温温欲吐，桂枝芍药知母汤主之。"

桂枝芍药知母汤的配伍特点如下。

（1）祛湿三焦分治：方中麻黄、生姜发表祛上湿而宣痹，白术健脾祛中

湿而除痹，知母利下水而消肿。

（2）止痛温通为主：中医学认为，不通则通，通则不痛。痹病之痛乃是由于风寒湿邪痹阻经络，气血不通而致，那么何以为通呢？气血之通赖之以温，气血得温则行，得寒则凝，故痹病止痛当以温通为主，方中桂枝温经通络，附子温阳除痹，即是此意。

（3）祛风防风有功：根据病机分析可知，风邪为痛风发病之诱因，风邪善行于周身，呈骨节游走性疼痛。方中防风祛风胜湿，《神农本草经》认为，防风主"风行周身，骨节疼痹"。

（4）缓急芍甘必用：中医学认为，诸病之规律为初病在气，久病在血。痛风多呈慢性，且反复发作，故必有血闭而不行，即血痹也。《神农本草经》认为，芍药可除血痹。心主血，肝藏血，芍药秉木风而治肝，秉火气而治心，故除血痹。

【验案赏析】

张某，男，49 岁，2018 年 3 月 10 日初诊。

主诉：左踝关节肿痛 10 余天。

病史：患者痛风多年，之前进食海鲜、饮酒较多，每年体检尿酸均超标明显。曾因右踝关节肿痛四处求医，但未果，后自行缓解，现转为左踝关节肿痛，已戒海鲜及饮酒。经单位同事介绍前来就诊，刻下症：患者疲倦乏力，痛苦面容，左踝关节肿痛微热，按之没指痛甚，口干夜甚，无口苦，大便 2～3 日 1 次，质软，小便短赤，怕冷怕风，腰酸痛，因疼痛而纳眠差。舌质淡，苔白腻，脉弦细。

辅助检查：2017 年 3 月 6 日外院门诊查尿酸示 680μmol/L。

辨证：太阳、太阴、少阴合病夹热。

治则：祛风除湿，温通止痛，兼以清热。

方药：桂枝芍药知母汤合四妙散加味。

麻黄 10g	桂枝 20g	知母 30g	白芍 15g
防风 15g	生石膏 40g	怀牛膝 30g	生姜 5 片
独活 15g	制附子 15g	炒苍术 20g	桑寄生 30g
细辛 10g	薏苡仁 30g	羌活 15g	黄柏 15g
炙甘草 10g			

3 剂，水煎两遍，每遍都是大火煮开改小火煮 1 小时以上去上沫，将两遍所煮药水倒一起混匀，1 日之内当茶慢慢饮。

二诊：服上方 3 剂，患者左踝关节肿胀消失，疼痛亦明显好转，腰酸痛缓解，怕冷怕风已解除，口干明显改善，小便淡黄无热感。遂调整处方，知母减为 15g，石膏减为 20g，余药不变，嘱继服 7 剂。

三诊：患者精神可，无乏力，自诉诸症皆除，甚为感谢。为防止患者复发，遂调整处方如下。

麻黄 5g	桂枝 10g	知母 15g	白芍 10g
防风 10g	生石膏 15g	怀牛膝 30g	生姜 3 片
独活 10g	制附子 10g	炒苍术 15g	桑寄生 15g
生薏苡仁 30g	炙甘草 10g		

14 剂，水煎当茶饮。

四诊：患者诉无不适，复查尿酸示 368μmol/L。

按：患者疲倦乏力，左踝关节肿痛，按之没指痛甚，怕冷怕风，辨证属风寒湿痹之桂枝芍药知母汤方证；患者口干夜甚，小便短赤，辨证属阳明病之石膏药证；患者左踝关节肿痛微热，辨证属四妙散方证。患者腰酸痛，加怀牛膝；患者痹病痛甚，加细辛。方证、药证相合，故取效捷。

【个人心得】

1. 消肿莫若知母 世医皆知知母滋阴清热，而知其利水消肿者无几，《神农本草经》言知母主治肢体浮肿下水，以其苦寒滑利之性，疗热性关节肿大，正如陈修园曰："《金匮》有桂枝芍药知母汤，治肢体疼痛，身体尪羸、脚肿如脱。可知长沙诸方，皆从《本经》来也。"

2. 疗痹牛膝薏米 余在临床治疗痛风常加牛膝、薏苡仁。牛膝者，《易经》曰："乾为马，坤为牛。"牛之力在膝，取名牛膝，秉太阴湿土之气化，而能资养筋骨也，《神农本草经》云："主寒湿痿痹，四肢拘挛，膝痛不可屈伸，逐血气。"薏苡仁者，《神农本草经》云："主筋急拘挛不可屈伸，风湿痹，下气。"其气微寒，清热利湿，故主筋急拘挛不可屈伸；风淫末疾，故手足麻木而湿痹生焉。薏苡仁甘寒，甘能缓之，寒以清之。

3. 尿酸属湿当利 尿酸高之患者多经常饮酒、进食海鲜，尤其是进食贝壳类海鲜较多。酒乃湿热之品，海鲜多属寒湿。余在临证中发现，薏苡仁、茯苓、泽泻、土茯苓、车前子、萆薢、苍术等利湿药有助于降低尿酸，故治疗痛风常酌情加用之。

十一、精少不育补肾气，痛经可用归四逆

（一）精少不育补肾气

少精，又称精少，是导致男性不育的常见原因。《诸病源候论》认为，肾主骨髓藏精，如果先天不足或房室不节致虚劳均可导致肾气虚弱而精少，故治疗宜温补肾气，方选八味肾气丸。

八味肾气丸首载于汉代张仲景的《伤寒杂病论》，至唐代孙思邈的《千金要方》和王焘的《外台秘要》亦有记载，堪称补肾之祖方，后世补肾诸方，无不基于八味肾气丸而演化。

八味肾气丸究竟是补肾阴还是补肾阳？关于这个问题，历代医家众说纷纭，余认为，其所补主要是肾气。肾气乃肾精所化生之气。中医学认为，肾藏先后天之精，肾精可化为肾气，其中对机体有温煦、激发、兴奋、蒸化、封藏和制约阴寒等作用的称之为肾阳，亦称为真阳、真火、元阳；对机体有滋润、宁静、成形和抑制阳热等作用的称之为肾阴，亦称为真阴、真水、元阴。

八味肾气丸的配伍特点如下。

1. 遵循"少火生气"的原则 《素问·阴阳应象大论》曰："壮火食气……少火生气。"张景岳在《景岳全书·新方八略引》中指出："善补阳者，必于阴中求阳，则阳得阴助而生化无穷；善补阴者，必于阳中求阴，则阴得阳升而泉源不竭。"从张仲景的八味肾气丸组方及用量来看，此方用少量温药补火，而配伍大量的滋阴药，其意在少火生气，阴中求阳。今之个别医生开补肾药，或是一派滋阴，或是皆为补阳，忽视了阴阳互根的关系，导致变证丛生。

2. 大量生地黄为君填精 仲景八味肾气丸用大量的干（生）地黄作为君药，而后世医家却惯用熟地黄。《神农本草经》说干地黄填骨髓，而肾主骨髓，故可补肾填精。干地黄较熟地黄性善游走，容易被人体吸收利用，但其

性偏凉，故仲景以酒送下助其游走之性。

3. 三补配三泻，泻而方能补 八味肾气丸的巧妙之处就在于通过三泻进三补。最简单的道理，只有把人体的废物排出去，才能把需要的营养补进来，也就是百姓俗语所说：旧的不去，新的不来。今之患者动辄要求医生开补药，个别不懂医道者只知纯用大补，殊不知有泻而方能进补，亦有"以泻代补"之说。

【验案赏析】

王某，男，32岁，2017年7月3日初诊。

现病史：患者结婚5年一直未育，曾四处奔波，求医未果。经朋友介绍前来就诊，刻下症：患者疲倦乏力，性欲下降，无口干口苦，纳眠正常，二便正常。舌质淡，苔白腻，六部脉沉细无力。

辅助检查：2017年6月30日门诊查精液分析提示：液化时间：25分钟；精子存活率：46%；扫描精子总数：109个；精子密度：$36.90 \times 10^6/mL$；一次射精总精子数：42.30百万；精子活动率：45.75%；精子活力A级：9.01%，精子活力B级：5.40%，精子活力C级：33.33%，精子活力D级：52.26%；精子正常形态：4%，精子异常形态（畸形精子）：96%；头部畸形：95%，颈部畸形：13%，尾部畸形：11%。

辨证：少阴、太阴合病兼肾精亏虚。

治则：温补肾气，填精补髓。

方药：八味肾气丸合五子衍宗丸加味。

肉桂10g	制附子10g	生地黄50g	山茱萸25g
淮山药25g	牡丹皮30g	云茯苓20g	盐泽泻20g
枸杞子15g	菟丝子30g	覆盆子15g	车前子30g
党参30g	炒苍术15g	赤芍20g	五味子15g

20剂，水煎服当茶饮。

考虑患者路途较远，故首次即开20剂。嘱可以同房，但房事每周不可超过两次。

二诊：患者诉服药后精神好转，性欲提升，晚饭后常不自主勃起。嘱继服上方30剂。

三诊：患者精神明显改善，无疲劳感，性欲明显提升，常不自主勃起，舌淡红，苔薄白，脉沉有力。2017年8月25日门诊复查精液分析提示：液化时间：5 分钟；精子存活率：84%；扫描精子总数：329 个；精子密度：97.69×10^6/mL；一次射精总精子数：298 百万；精子活动率：78.65%；精子活力 A 级：27.54%，精子活力 B 级：20.10%，精子活力 C 级：31.97%，精子活力 D 级：20.39%；精子正常形态：17%，精子异常形态（畸形精子）：83%；头部畸形：79%，颈部畸形：20%，尾部畸形：4%。

患者次月月底电话报喜，其爱人验孕试纸已经测出怀孕，表示感谢。

按：患者疲倦乏力、性欲下降乃少阴肾阳不足之候，舌质淡、苔白腻为太阴寒湿之候，六部脉沉属里，细为精不足，无力为阳虚。故拟八味肾气丸合五子衍宗丸加味使用，患者前后服药 50 剂，症状显著改善，精子密度翻倍，活力明显增强，其妻完美受孕。

【个人心得】

1. 填精莫忘土中求 肾精虽由先天之精和后天之精组成，然随着年龄增长，先天之精逐渐消耗，而后天之精不断补充，故成年人肾中所藏之精主要由后天脾胃运化水谷之精微所化生。所以，填补肾精当脾肾同治，故余用八味肾气丸常合四君子汤健脾。

2. 补肾填精要同步 精少不育往往肾气、肾精均亏虚，八味肾气丸补肾气，需配合五子衍宗丸填补肾精同步治疗方可效佳。

3. 活血有助生精促液化 余在临证中发现，牡丹皮、赤芍等活血药有助于精子生成和促进精子液化，故治疗精少不育常用之。

（二）痛经可用归四逆

凡在经期或经行前后出现周期性小腹疼痛，或痛引腰骶，甚至剧痛晕厥，均可称为"痛经"，亦称"经行腹痛"。痛经病位在胞宫，变化在气血，多因气血运行不畅，不通则痛。中医学认为，痛经主要病机为邪气内伏，胞宫的气血运行不畅，"不通则痛"；或精血亏虚，胞宫失于濡养，"不荣则痛"。余临证观察发现，寒客冲任，胞脉气血运行不畅，导致"不通则痛"之痛经非常常见。《素问·举痛论》云："寒气入经而稽迟，泣而不行，客于脉外则血少，客于脉中则气不通，故卒然而痛。"故治疗宜温经散寒，养血通脉，祛瘀止痛，方选当归四逆汤。

当归四逆汤出自《伤寒论》，书中曰："手足厥寒，脉细欲绝者，当归四逆汤主之。"余在临床总结当归四逆汤治疗痛经的辨证要点如下。

1. 腹痛喜温喜按　方中桂枝配芍药在外和营卫，在内调脾胃，是治疗中焦虚寒腹痛之小建中汤的主药，且桂枝温通腹部阳气，芍药缓解腹部痉挛疼痛，甚合痛经之治。

2. 手足冰凉　当归四逆汤方证之手足厥冷乃手冷不过腕，足冷不过踝，与外寒引起四肢末梢循环不畅有关，与痛经患者常由遇寒触冷而发之机理相合。当归配桂枝"辛甘化阳"，佐细辛启发肾气，鼓动诸阳之本，使阳气得充，血脉温通，而手足自温。

3. 脉多弦紧　当归四逆汤方证中脉细欲绝，医生临证不可机械照搬。余临证发现，痛经患者其脉未必纤细欲绝，而脉弦紧更为常见，尤其痛甚患者其脉更弦。

4. 常合并阳虚或血虚　平素常有中医同道咨询于我，为何其使用当归四逆汤治疗痛经效果不理想。余告知，痛经患者遇寒触冷而发的根本原因在于素体阳虚或血虚，故临证用当归四逆汤治疗痛经常需合温阳、养血方一起使用，方可获良效。

【验案赏析】

梁某，女，25岁，未婚，护士，2017年3月6日初诊。

现病史：患者自述痛经多年，每次月经推后7～10天，经期下腹闷痛连及腰痛，经色暗红有瘀块，4日后疼痛逐渐减轻，月经通常8天左右干净，每次出血量少。此次就诊值月经刚结束1周，刻下症：患者平素脚冷，冬天尤甚，虽在南方生活数年（患者原为北方人），然每年冬天也会生冻疮，腹部喜温，睡觉经常搂抱枕睡觉，月经、白带清稀，纳眠正常，小便清，大便偏烂。舌淡，苔白腻，脉沉缓。

辨证：太阳、太阴、少阴合病。

治则：温阳化饮，养血通经。

方药：当归四逆汤加味。

当归20g	细辛10g	肉桂10g	白芍20g
红枣20g	党参20g	干姜10g	苍术20g
茯苓30g	川芎20g	泽泻30g	通草10g
甘草10g			

7剂，水煎当茶饮。

二诊：患者诉白带已正常，大便成形，晚上睡觉可以不用搂抱枕了。处方调整如下。

当归 20g	细辛 5g	肉桂 10g	白芍 20g
红枣 20g	党参 20g	干姜 5g	苍术 15g
茯苓 20g	川芎 20g	通草 10g	甘草 10g

15 剂，水煎当茶饮。嘱如果月经至则可以暂停服用。

三诊：患者月经结束第 2 天，诉上次服药 14 剂即来月经，并无痛经发生，经量增多，血块明显减少，经色较前变淡。脉中取可得，并无迟缓。遂嘱其每个月来月经前服上方 1 个周，连续 3 个月以巩固疗效。

【个人心得】

1. 当归可治少腹痛引腰背　《金匮要略·妇人产后病脉证治》附方（二）:《千金》内补当归建中汤，治妇人产后虚羸不足，腹中刺痛不止，吸吸少气，或苦少腹中急摩痛，引腰背，不能饮食，产后一月，日得服四五剂为善。令人强壮，宜。此条文中，腹痛乃血虚甚所致，痛引腰背，予当归养血活血止痛。因此，临床虚寒痛经引腰背者用之效佳。

2. 虚寒痛经常夹湿　余临证发现，血虚寒客痛经患者常夹湿患，故常合当归芍药散一起用治痛经，效果更好；若合病太阴虚寒，当合方理中汤。

3. 肉桂、党参可增心率　余临床观察发现，患者服用肉桂、党参后，多数缓脉可恢复正常。

下篇
静心斋医话

实事求是
一切从临床实际出发

第一节　诠释伤寒六经辨证

关于伤寒六经辨证，自古以来历代医生就有不同认识，有从经络解析的，有从八纲解析的，有从开阖枢解析的，他们解析角度不同，仔细读来又确实各有其道理，然待及临床实践，才发现常常无所适从，而且疗效也不甚满意。

我自研究经方以来，通过仔细研读国学经典和古今医籍，并结合大量经方临床实践，逐步认识到天下大道莫不至简，故解析六经当从简，而不应从繁。解析六经从简者有二：一则胡希恕先生的六经八纲辨证，二则刘绍武先生的三部六病辨证。下面我就这两种辨证方法进行对比分析，见下表。

	病位					
	表证		半表半里证		里证	
胡希恕	阳证	太阳病	阳证	少阳病	阳证	阳明病
	阴证	少阴病	阴证	厥阴病	阴证	太阴病
	表部病		中部病		里部病	
刘绍武	阳证	太阳病	阳证	少阳病	阳证	阳明病
	阴证	厥阴病	阴证	少阴病	阴证	太阴病

（一）共同点

从上表可以看出，六经八纲辨证与三部六病辨证的共同点都是把人体疾病分为三部分，每个部分均可分阴阳两种属性，故有六经病。这三部疾病的具体内容如下。

1. 表部病　正邪交争于人体的体表，腠理、皮肤、肌肉、筋骨、肺泡之间等均属于表部。（注：因喉、肺泡等与外界相通，寒温之邪犯肺，应归属于表证。）

2. 里部病　正邪交争于人体的消化道，咽、食道、胃、小肠、大肠、直肠、肛门等均属于里部。

3. 中部（即半表半里）病　正邪交争于表之内、里之外的胸、腹腔之间，循环系统、泌尿系统、内分泌系统、免疫系统等均属于中部，或称为半表半里。

（二）不同点

胡希恕先生和刘绍武先生对少阴病和厥阴病的定位有不同认识，具体如下。

1. 少阴病的定位　《伤寒论》云："少阴病，始得之，反发热脉沉者，麻黄细辛附子汤主之。""少阴病，得之二三日，麻黄附子甘草汤，微发汗。以二三日无证，故微发汗也。"胡希恕先生根据这两条提出，少阴病就是表证，属在表的阴证。

《伤寒论》云："少阴之为病，脉微细，但欲寐也。""伤寒脉结代，心动悸，炙甘草汤主之。"刘绍武先生根据这两条认为，少阴病的主要病变在于心功能不全，就像陆渊雷所言："少阴病者，乃全身机能衰退之病也。"章太炎所云："少阴心疾也。"因此，刘绍武先生提出，少阴病当是与少阳病同属中部疾病的同位异性的两组病证，二者同居胸中，一虚寒，一实热。

2. 厥阴病的定位　《伤寒论》云："厥阴之为病，消渴，气上撞心，心中疼热，饥不欲食，食则吐蛔。下之利不止。""厥阴病，渴欲饮水者，少少与之愈。"胡希恕先生根据这两条提出，厥阴病属于半表半里的阴证，因病在半表半里，邪无直接出路，故其证以寒热错杂为主。

《伤寒论》云："凡厥者，阴阳气不相顺接，便为厥。厥者，手足逆冷者是也。""手足厥寒，脉细欲绝者，当归四逆汤主之。"刘绍武先生根据这两条提出，厥阴病当属在表的阴证，以手足四末冰冷为主。

3. 方证观　胡希恕先生认为，六经八纲虽然是辨证的基础，但实际应用远远不够。例如，太阳病依法当发汗，是否任取一种发汗药即可用之有效呢？我们的答复是不行，绝对不行，必须具体落实到某方，如桂枝汤、麻黄汤或桂枝加桂汤等，而这就要从六经八纲继续辨证，直到辨到具体方药，即"方证对应"。胡希恕先生还认为，方证是六经八纲辨证的继续，亦即辨证的尖端。中医治病有无疗效，其关键在于方证是否正确。由此，胡希恕先生提出"方证是辨证的尖端"的学术理论。

刘绍武先生根据自己长期的临床实践，对三部六病的主证、主方、主药均提出了自己独到的见解，如以葛根麻黄汤作为太阳病主方，以当归桂枝汤作为厥阴病主方，以黄芩柴胡汤作为少阳病主方，以人参附子汤作为少阴病主方，以大黄芒硝汤作为阳明病主方，以苍术干姜汤作为太阴病主方。刘绍武先生还指出，三部六病学说是从既要符合西医学科学理论，又要符合中医学理论的愿望出发，是为创造具有民族形式和民族风格的医学理论体系的探索。

（三）我的"六经辨证"观

通过以上观点的分析，并结合我的经方临证实践，我认为刘绍武先生的三部六病辨证中关于六经的定位更为合理一些。

从以上分析我们知道，表部指人体体表，包括头面和四肢，表阳证主要表现在头面发热，表阴证主要表现在四肢末端的发凉。因为阳主升，阴主降，阳主热，阴主寒，故表阴之四肢末端发凉正合厥阴之本意，《灵枢·阴阳系日月》云："此两阴交尽，故曰厥阴。"厥者，极也。当阴极之时，故称厥阴。厥阴为两阴交尽之所，阴尽阳生之处，其表现为四肢末端发凉。

少阴病被定为中部的阴证，或者叫半表半里的阴证。这样就可以更好地解释真武汤、附子汤等方剂的六经归属问题，也可以很好解释为什么临床常用真武汤来治疗心衰下肢水肿，而对于麻黄附子甘草汤和麻黄细辛附子汤就更好解释了，当属于太阳、少阴合病的方剂。而如果简单地把少阴病解释为在表的阴证，那就无从论述真武汤。这样一来，我们也很容易解释，为什么临床上心胸阳性疾病常用柴胡类方，而心胸阴性疾病常用附子类方。

另外，我们也可以从三阳三阴的证候表现推断其病位。我们知道太阳在头，少阳在胸，阳明在腹，其病势由外而内；相对应，则是少阴在胸，太阴在腹，厥阴在手足，其病势由内而外。

据我所知，目前国内有不少医生认为，解析伤寒六经应该从"开阖枢"入手，其实"开阖枢"和"表中里"是同质问题的不同表述而已，开在表，阖在里，而枢在中。我们用"表中里"来解释六经，大家更容易理解，所谓大道至简，而"开阖枢"却将简单问题复杂化。其实"开阖枢"和"表中里"均来自于"天地人"三才，开、表似天，阖、里似地，枢、中似人，因为人立于天地之间，善用天地是也，故似门之枢，又在天地表里之中。

1. 我的"六经观"

（1）表阳证：又称太阳病。其八纲症状表现为阳、实、热，如头项强痛、恶寒发热、有汗或汗出恶风、脉浮、咳喘等。

（2）表阴证：又称厥阴病。其八纲症状表现为阴、虚、寒，如手足逆冷、脉微细欲绝、恶寒、肢节痹痛等。

（3）里阳证：又称阳明病。其八纲症状表现为阳、实、热，如腹满烦躁、大便干结、身潮热汗多、脉沉实等。

（4）里阴证：又称太阴病。其八纲症状表现为阴、虚、寒，如腹满而吐、食不下、自利益甚、时腹自痛、脉虚弱等。

（5）中（半表半里）阳证：又称少阳病。其八纲症状表现为阳、实、热，如胸胁苦满、不欲饮食、心烦喜呕、口苦、咽干、目眩、两耳无闻、往来寒热、脉弦等。

（6）中（半表半里）阴证：又称少阴病。其八纲症状表现为阴、虚、寒，如脉微细、但欲寐、恶寒蜷卧、口中和等。

2. 我的"方证观"——药证是方证的尖端　通过对胡希恕先生和刘绍武先生的方证观的对比，并结合我的经方临床实践，我认为，胡希恕先生的方证观更为合理。伤寒经方为历代医生所公认，其疗效也为历代医生所验证，我在临床上也是屡用屡效，仲景之组方有其合理和精妙之处，故经方原方及方证不应随便改动，但可以随症加减，灵活用之。

通过我的经方临证实践，我发现这样一个规律：**证是证的组合，方是药的组合，故而方证对应，更要药证相合。** 具体而言，如一个患者临床表现有头痛怕风、头汗多、口苦口干、胸闷、大便偏烂，头痛怕风、头汗多为太阳病桂枝药证，口苦、胸闷为少阳病柴胡、黄芩药证，口干为津不足之天花粉、牡蛎药证，大便偏烂为太阴病干姜、甘草药证，此时我们恍然大悟，原来这就是柴胡桂枝干姜汤方证。那么，我们再试想一下，如果此患者大便偏干，可以去掉干姜；如果患者大便偏烂并伴有颈部僵硬，可以将天花粉换成葛根；如果患者大便偏烂，少腹闷痛，可以将桂枝改为肉桂；如果患者口苦严重，可以加重黄芩用量；如果患者汗多，可用煅牡蛎；如果患者有乳腺增生或结节，可选用生牡蛎。这就是经方的随症灵活加减。

通过这些加减变化，我们不难看出，仅仅停留在"方证对应"上仍是不够的，我们还要落实到具体的药证上，如口干舌燥是石膏药证，心下痞、大渴引饮是人参药证，气上冲是桂枝药证，身体机能沉衰、关节痹痛是附子药证，心悸、肉跳是茯苓药证，表虚恶风是黄芪药证，下肢水肿是防己药证，颈项僵硬是葛根药证，肩背疼痛是羌活、姜黄药证，腰痛是牛膝、杜仲、川断药证，顽固头痛是川芎药证，迎风流泪是木贼草药证，血虚闭经是鸡血藤药证，乳汁不通是王不留行药证，甲状腺结节是夏枯草药证，眼睛干涩是菊花药证，血糖升高是淮山药、黄连药证，津液不足之口干是天花粉药证，烦躁卧起不安是龙骨、牡蛎药证等。

因此，我在临床上提出：**药证是方证的尖端！**以作为对胡希恕先生"方证是辨证的尖端"理论的继承和发展。

第二节　伤寒定法与读书笔记

我在临床带教和受邀到全国论坛讲课时，常对学生和学员讲，若想要学好经方，用活经方，就必须掌握一些伤寒经方的定法，只有掌握了规律，才能做到以不变应万变。下面我把自己总结的一些伤寒定法和读书笔记分享给大家。

1. 三阳合病，取治少阳。

2. **太阳之辨，重在头面**：太阳之为病，脉浮，头项强痛而恶寒。

   少阳之辨，重在胸咽：少阳之为病，口苦、咽干、目眩也。

   阳明之辨，重在胃肠：阳明之为病，胃家实是也。

3. 表里合病，里实当先解表后治里，里虚当先治里而后解表。

4. 自利不渴属太阴，太阴病寒饮内停、中脏有寒，故下利不渴。

   自利而渴属少阴，少阴病津虚血少、真阳衰微，故下利而渴。

5. 太阴手足自温，少阴手足皆冷。

6. 太阴主开大便溏，阳明主阖大便干。

7. 渴而下利，小便数者，皆不可发汗。临床上，凡是应该发汗的疾病，若小便数，不可发汗。

8. 里有寒则口中和（即口淡），胃有饮则背恶寒。夫心下有留饮，其人背寒冷如掌大。但应该注意，背恶寒证当分有饮无饮，有饮予苍术、茯苓、干姜，无饮予党参、附子。

9.凡身重者，多属皮肤肌肉湿盛；凡身体偏侧疼痛者，多属久寒夹瘀。

10.心下有停水，微者短气，甚者悸。

11.瘀血证与脑系疾病关系非常大。久瘀血其来也渐，故令喜忘；新瘀血其来也暴，故令如狂。

12.上虚不能制下，土虚不能制水，可出现小便数、遗尿。

13.诸有水者，腰以下肿，当利小便；腰以上肿，当发汗乃愈。

14.四肢为诸阳之本，阳虚不能充实于四肢，故四肢寒冷。

15.三阳之脉：太阳脉浮，其位浅；少阳脉弦，其形长；阳明脉大，其体宽。

16.脉时一止就来为结，脉中止良久再来为代。

17.脉浮细乃体表气血不足的脉应，身倦卧为病传少阳的确证。

18.中取定脏腑，沉取定虚实。病属里，则脉沉；病属虚，则脉细。

19.脉得诸沉，当责有水。

20.嗜卧属少阳证，鼻干属阳明证，耳前后肿属少阳证。

21.火在水下则生气，火在水上则生湿。

22.《素问·阴阳别论》曰："一阴一阳结谓之喉痹。"治疗喉痹，若病在少阴，可用麻黄细辛附子汤；若病在少阳，可用小柴胡汤。

23.病水者胃多虚，临证常加生姜、红枣、甘草。凡胃有停水，常可致头晕。

24.凡气上冲，常诱导水一起向上，故临证多见小便不利，治当以桂枝降气冲以利小便。

25.眉棱骨痛不可忍，世所谓痰厥，乃饮气逆迫所致，治当以小半夏汤。

26.麻黄无桂枝则不治身痛，麻黄无杏仁则无力治喘。

27.如果定时发寒热，无汗出者，予桂枝汤与麻黄汤合方；有汗出者，予桂枝汤。

28.亡阳便是亡津液，非四逆辈大热药不足以振兴机体之沉衰而生津液、生血液。复其阳就是复其津液，是指通过调理胃气以恢复津液。

29.手足心发热多为血虚有热，若伴头痛，予小柴胡汤；若仅四肢烦热，予三物黄芩汤。

30.如果感冒伴有小便不利，多为里有停水，气携水上冲所致，治疗一定要配合降气冲利小便。

31. 伤寒差以后，更发热，小柴胡汤主之。

32. 头痛连脑者，此少阴伤寒，宜麻黄细辛附子汤，不可不知。

33. 石膏所除之热不一定有渴，口舌干燥而烦者即可用之。若大渴引饮，乃津液大伤，临证需加人参。

34. 腹胀苔厚腻用苍术，肢体有浮肿用白术。

35. 附子与干姜皆可温阳。附子振奋全身之阳，干姜温胃肠之阳；附子能止身疼痛，干姜能除腹胀满；附子主寒饮下迫，干姜主寒饮上逆；干姜证不渴，附子证脉沉微。

36. 生姜与干姜并用辨治少阴病，乃清末四川伤寒大家、扶阳名家范中林常用方法。

37. 呕而小便利，大有上越下泄的虚脱之候，若此时脉弱，身有微热，见厥者，唯有四逆汤以温中救里。

38. 呕而发热，或发热伴腹泻，均为小柴胡汤方证。

39. 大柴胡汤加石膏可以治疗中毒性痢疾，小柴胡汤加石膏可以治疗噤口痢。

40. 诃子常用于虚寒性腹泻，下利与矢气并作，同时对于虚寒性咳嗽、咽痛疗效好。

41. 吴茱萸治内有久寒但无饮之心腹诸冷痛、头痛；干姜温阳偏化饮，止咳、止呕、止利、止血。

42. 四肢厥冷吐利，若以吐为主，宜吴茱萸汤；若以利为主，宜四逆汤。

43. 凡津液枯燥、口渴、困倦乏力者，宜天花粉。

44. 人体机能沉衰，若病情反映在里，下利清谷，四肢厥逆，用附子配干姜；若病情反映于表，恶寒无热，用附子配麻黄、桂枝。

45. 茯苓治心悸、心烦、肉跳，常用于神经官能症的治疗。

46. 麻黄汤，恶寒明显，全身痛为主；桂枝汤，发热明显，头痛为主。

47. 桂枝具有治气上冲、利小便、解肌发汗之功。

48. 白术既利小便，又治小便自利；酸枣仁既治失眠，也治嗜睡。

49. 少腹硬，若蓄水则小便不利，若蓄血则小便自利伴其人如狂。

50. 附子配白术，可治湿痹，可治尿频。

51. 黄芪固表实表，表虚恶风甚常用之；也可祛黄，用治表虚有汗之黄疸。

52. 癫痫吐涎沫，可用五苓散。渴欲饮水，水入则吐者，名曰水逆，五苓散主之。

53. 猪苓、泽泻利尿，同时可止渴。

54. 头晕伴恶心，宜吴茱萸汤；头晕伴贫血，宜当归芍药散。

55. 呕而发热，宜小柴胡汤；呕而头痛，宜吴茱萸汤；呕而无他证，宜小半夏汤。

56. 桂枝加茯苓，针对心脏病、心悸效果好。

57. 临证若遇烦躁、卧起不安者，宜加龙骨、牡蛎。

58. 凡津液损伤后，若有表证，不可再发汗，宜用桂枝汤。

第三节　关于经方中药物剂量的换算

踏入中医之门，就常听人说："中医有不传之秘在剂量。"延及临床，慢慢感受到此话确有道理。医之一世，能提出创新理论者很少，但要谈起用药剂量和体会来，每个医生都能滔滔不绝。被称为医圣的张仲景，在用药剂量上更是精雕细琢，法度严谨，为医界所公认。然今天的我们该如何换算仲景先师经方中的药物剂量呢？

经方的药量换算，历代都有不少研究，有根据临床常用量来估算的，有根据某种药物单位体积的比重来推算的，也有根据"药秤"来折算的，还有根据古代货币和剂量进行间接核算的，这些都不够准确。

近年来，由于考古工作的进展，东汉时期度量衡研究文献日趋完善，根据现藏中国历史博物馆，于东汉光和二年（179）铸造，由当时中央政府为统一全国衡器而颁布的"光和大司农铜权"，折合东汉时期的1斤为今之250g，1两为15.625g，1铢约0.65g。根据现藏上海博物馆的东汉"光和大司农铜斛""元初大司农铜斗"及现藏南京博物院的东汉"永平大司农铜合"等，折合东汉时期的1斗为今之2000mL，1升为200mL，1合为20mL。

根据以上研究，经方中的药物常用剂量实测换算如下。

经方用量	临床实测结果（下值为约数）
桃仁 100 个	30g
杏仁 70 个	25g
石膏如鸡子大 1 枚	60g
生草乌 1 枚	5g
乌头 1 枚	5g
乌梅 100 枚	90g
栀子 14 枚	15g
半夏 14 枚	10g
枳壳（枳实）1 枚	15g
附子中等 1 枚	15g
大枣 12 枚	45g
虻虫 10 个	3g
竹叶 1 把	15g
瓜蒌 1 枚	30g
水蛭 10 个	25g
生半夏半升（100mL）	45g
麦冬半升（100mL）	60g
麻仁半升（100mL）	60g
五味子半升（100mL）	30g
吴茱萸半升（100mL）	30g
蜀椒半升（100mL）	30g
酸枣仁半升（100mL）	60g
豆豉半升（100mL）	60g
芒硝半升（100mL）	60g
薤白半升（100mL）	30g
冬瓜子半升（100mL）	30g
葶苈子半升（100mL）	60g
杏仁 1 升（200mL）	100g
虻虫 1 升（200mL）	15g
粳米 1 升（200mL）	180g
赤小豆 1 升（200mL）	180g
蜂蜜 1 升（200mL）	250g

【特别注意】

根据我的门诊临证经验，经方药量虽有以上换算方式，但仅供参考，临证当实事求是，灵活增减用量，切不可墨守成规，而置患者病情轻重、年龄大小、体型胖瘦、体质强弱、地域、季节等因素于不顾。

第四节　流行性感冒的六经辨治规律

流行性感冒，西医学简称"流感"，是由流感病毒引起的一种常见的急性呼吸道传染病，以冬春季多发，临床表现以高热、乏力、头痛、全身肌肉酸痛等全身中毒症状重而呼吸道卡他症状较轻为特征。流感病毒很容易发生变异，传染性较强，常引起流感的广泛流行。

中医学认为，流感属于感冒。根据流感病毒的特点，流感病毒当属疫毒，疫毒属热，今之人感冒表现有热有寒的原因是患者体质不同，疫毒从口鼻而入感染人体，依据患者体质发生转化，素体阳虚或寒盛之人感之则恶寒、头身疼痛明显，素体阴虚或阳亢之人感之则以发热、咽痛为主，素体肺虚之人感之则咳嗽，素体脾虚之人感之则腹泻。下面是我根据患者主症不同提出的流感六经辨治规律，供大家参考。

1. 以咽痛为主症　按照伤寒六经八纲辨证规律，咽痛当从少阳病辨治。

（1）伴寒热往来、咽干口苦者，辨证属少阳病，可选用小柴胡汤加桔梗；若口燥渴明显者，加生石膏。

（2）伴恶寒发热、头身疼痛者，辨证属太阳、少阳合病，可选用柴胡桂枝汤加川芎、葛根、桔梗。

（3）伴发热、大便秘结者，辨证属少阳、阳明合病，可选用大柴胡汤或者银翘散加生大黄。

（4）咽痛稍恶风者，辨证属太阳、少阳合病，可选用喉疾六味饮加减。

（5）伴手脚冰冷、脉沉细微者，辨证属太阳、少阳、少阴合病，可选用半夏散及汤合麻黄细辛附子汤加减。

2. 以恶寒发热为主症

（1）伴无汗颈肩疼痛者，辨证属太阳病，可选用葛根汤（伴腹泻亦可）加减。

（2）伴有汗颈肩疼痛者，辨证属太阳病，可选用桂枝加葛根汤（伴腹泻亦可）加减。

（3）伴口干口苦、头身疼痛者，辨证属太阳、少阳、阳明合病，可选用小柴胡汤合葛根汤加生石膏。

（4）恶寒、发热交替发作，口苦咽干者，辨证属少阳病，可选用小柴胡汤加减。

3. 以咳嗽为主症

（1）干咳或咳痰清稀伴恶寒发热者，辨证属太阳、太阴合病，可选用小青龙汤合射干麻黄汤加减。

（2）干咳或者咳痰清稀无恶寒发热者，辨证属太阴病，可选用苓甘五味姜辛夏杏汤加减。

（3）咳嗽痰黄黏稠者，辨证属痰热郁肺，可选用清金化痰汤加减。

（4）咳嗽痰多偏黏者，辨证属痰浊阻肺，可选用二陈汤合三子养亲汤加减。

（5）咽痒咳嗽，遇风明显者，辨证属太阳病，可选用止嗽散加减。

4. 加减规律

（1）若患者咽痒明显，可加白前、前胡、荆芥、蜈蚣。

（2）若患者咽干咽燥，可加天花粉、牡蛎、南沙参、桑叶。

（3）若患者咽痛痰多，可加重楼、牛蒡子、连翘。

（4）若患者咳嗽暗哑，可加诃子、木蝴蝶、菖蒲、蝉蜕。

（5）若患者鼻塞流清涕，可合麻黄细辛附子汤。

（6）若患者咳嗽痰黄，可加石膏、浙贝母。

5. 如何预防流感

（1）注意休息，不熬夜。

（2）注意多饮温开水。

（3）注意经常锻炼身体。

（4）及时增减衣物，尽量减少在人多密集、空气流通不畅的地方逗留时间过长。

（5）家居可常备小柴胡颗粒，对于小儿感冒发烧和成人感冒初期有明显效果。

（此文摘自我的微信公众号《实战经方》）

第五节　登革热的六经辨治规律

1. 什么是登革热？　登革热（dengue fever）是登革病毒经蚊媒传播引起的急性虫媒传染病。

2. 登革热有哪些临床表现？　登革病毒感染后可导致隐性感染、登革热、登革出血热，登革出血热我国少见。典型的登革热临床表现为起病急骤，高热，头痛，肌肉、骨关节剧烈酸痛，部分患者出现皮疹、出血倾向、淋巴结肿大、白细胞计数减少、血小板减少等。

3. 登革热有什么流行特征？　登革热主要在热带和亚热带地区流行，我国广东、香港、澳门等地是登革热流行区。由于本病系由伊蚊传播，故流行有一定的季节性，一般在每年的 5 ～ 11 月，高峰在 7 ～ 9 月。在新流行区，人群普遍易感，发病以成人为主；在地方性流行区，发病以儿童为主。

4. 登革热为什么如此可怕？　西医对病毒类疾病包括本病尚无确切有效的病原治疗，临床只能采取支持及对症治疗措施；中医针对病毒类疾病包括本病效果虽好，然真正懂辨证论治、善用中医者甚少。因此，一旦遇到传染性疾病流行，总是人心惶惶，百姓、医生皆紧张。

5. 登革热的经方辨治　本病患者首发症状为发热，常伴恶寒，头痛，全身肌肉、骨骼和关节疼痛，明显乏力，并可出现恶心、呕吐、腹痛、腹泻等胃肠道症状。（注：此处之发热是体温计所显示温度升高，不一定是患者自觉症状，患者常以明显恶寒为主，但 24 小时内体温可达 40℃，热势高时可无恶寒，部分患者发热 3 ～ 5 天后体温降至正常，1 ～ 3 天后再度上升，称为双峰热型。）

伤寒六经辨证：三阳合病。

选用经方合方：小柴胡汤合葛根汤加石膏。

（1）若热势较盛，进入极期，部分患者高热持续不解，可加重石膏用量至 60 ～ 120g。

（2）若出现恶心、呕吐、腹痛、腹泻等胃肠道症状，可加重半夏、生姜用量，另加木香、砂仁、藿香。若腹部剧痛、持续呕吐，上方去葛根汤，加重半夏、生姜用量，另加白芍 30g。

（3）若出现严重出血，如皮下血肿、消化道出血、阴道出血、颅内出血、咯血、肉眼血尿等，以小柴胡汤加石膏为基础方，加入大量生地黄，用至 60 ～ 90g。

6. 登革热的预后怎么样？ 登革热是一种具自限性倾向的传染病，无并发症的患者病程约为 10 天。本病通常预后良好，死亡病例多为重型患者。

7. 登革热如何预防？

（1）管理感染源：地方性流行区或可能流行区要做好登革热疫情监测预报工作，早发现，早诊断，及时隔离治疗。应尽快进行特异性实验室检查，识别轻型患者。对可疑患者进行医学观察，患者应隔离在有纱窗、纱门的病室内，隔离时间应不少于 5 日。加强国境卫生检疫。

（2）切断传播途径：防蚊、灭蚊是预防本病的根本措施。改善卫生环境，消灭伊蚊滋生地，清理积水。喷洒杀蚊剂消灭成蚊。

（3）保护易感人群：提高人群抗病力，注意饮食均衡，劳逸结合，适当锻炼，增强体质。在流行期间，对易感人群涂抹昆虫驱避剂，以防蚊虫叮咬。

第六节　临证如何辨析寒热错杂

提起寒热错杂，许多中医大夫心里恐怕都有些茫然，究竟什么是寒热错杂，临床上又该如何去辨析寒热错杂？还记得以前学习半夏泻心汤时，书本上说这个方的主治是寒热错杂之痞证，等到自己临证之时却是一直把握不好怎样才叫寒热错杂，后研究经方，开始慢慢从方证、药证的分析中理解了寒热错杂，下面我通过 3 个经方为大家解读寒热错杂。

1.半夏泻心汤　药物组成：半夏、黄连、黄芩、干姜、甘草、大枣、人参。主治寒热错杂之痞证，心下痞，但满而不痛，或呕吐，肠鸣下利，舌苔腻而微黄。其中黄芩、黄连清上热，干姜、甘草温中寒，人参、大枣治胃虚，半夏、干姜祛胃饮。上热则口苦、口臭，下寒则便溏，胃虚则上腹部胀满（即胃痞），胃虚还易招饮邪，而胃有饮则会出现呕吐，于是半夏泻心汤的方证要点被归纳为 3 个字"呕、利、痞"。为方便大家临床辨识半夏泻心汤方证，我把其所谓的"寒热错杂"重新定义为"**上热、中寒、胃虚有饮**"8个字。

2.柴胡桂枝干姜汤　药物组成：柴胡、黄芩、桂枝、干姜、天花粉、牡蛎、炙甘草。用于往来寒热，胸胁满微结，但头汗出，小便不利，渴而不呕，心烦，或大便溏泄等。其中柴胡、黄芩清少阳热，桂枝、甘草降太阳上冲之气，干姜、甘草温太阴脾寒于中，天花粉、牡蛎养阴生津止渴。病在少阳，则胸胁满、心烦、口苦；病在太阳，气水上冲则头痛、怕风、头汗出；病在太阴，则腹冷、便溏；津液不足则口渴。所以，为方便大家临床辨识柴胡桂枝干姜汤方证，我把其所谓的"寒热错杂"重新定义为"**上热、中寒、表虚、津不足**"9个字。关于本方证中便秘或便溏问题一直是中医界争论的焦点，我现在把自己应用本方的经验告诉大家：临床上若患者便秘，则方中使用天花粉和生牡蛎；若患者便溏，则可以用葛根替换天花粉，桂枝改肉桂，并把生牡蛎改为煅牡蛎以收涩之。

3.乌梅丸　药物组成：乌梅、黄连、黄柏、附子、桂枝、细辛、当归、人参、蜀椒、干姜。用于治疗蛔厥、久痢、厥阴头痛，症见腹痛下痢、颠顶头痛、时发时止、躁烦呕吐、手足厥冷。其中黄连、黄柏清上热，附子、细辛温真阳于下，桂枝降太阳上冲之气，乌梅敛上浮之热又生津止渴，人参、蜀椒、干姜温太阴脾寒于中，当归、细辛、桂枝取当归四逆汤之意以治四肢逆冷。上热则口干、口苦、心烦，太阳气冲则头痛，中焦虚寒则腹痛下利，下焦真阳不足则手足逆冷。为方便大家临床辨识乌梅丸方证，我把其所谓的"寒热错杂"重新定义为"**上热、中虚、下寒**"6个字。

第七节　浅谈附子的用法和用量

附子为毛茛科植物乌头的子根的加工品。乌头为多年生草本植物，生于山地草坡或灌木丛中，分布于辽宁南部、河南、陕西、甘肃、山东、江苏，主要栽培于四川，每年6月下旬至8月上旬采挖，除去母根、须根及泥沙，习称"泥附子"。加工品如下。

一是盐附子：选择个大、均匀的泥附子，洗净，浸入食用胆巴的水溶液中，过夜，再加食盐，继续浸泡，每日取出晒晾，并逐渐延长晒晾时间，直至附子表面出现大量结晶盐粒（盐霜）、体质变硬为止，习称"盐附子"。

二是黑顺片：取泥附子，按大小分别洗净，浸入食用胆巴的水溶液中数日，连同浸液煮至透心，捞出，水漂，纵向切成约0.5cm的厚片，再用水浸漂，用调色液使附片染成浓茶色，取出，蒸到出现油面、有光泽后，烘至半干，再晒干或继续烘干，习称"黑顺片"。

三是白附片：选择大小均匀的泥附子，洗净，浸入食用胆巴的水溶液中数日，连同浸液煮至透心，捞出，剥去外皮，纵向切成约0.3cm的厚片，用水浸漂，取出，蒸透，晒至半干，以硫黄熏后晒干，习称"白附片"。

四是炮附片：取净河砂，置炒制容器内，用武火加热，炒至灵活状态，加入净附片，不断翻炒，炒至鼓起并微变色，取出，筛去砂，摊晾。

五是淡附片：取净盐附子，用清水浸漂，每日换水2～3次，至盐分漂尽，与甘草、黑豆加水共煮至透心，切开后口尝无麻舌感时，取出，除去甘草、黑豆，切薄片，干燥，筛去碎屑。盐附子每100kg，用甘草5kg、黑豆10kg。

了解了当今医疗市场常用附子的不同成品，下面我们来谈一谈附子的用法和用量问题。

一般来说，附子有毒，煎煮时间越长，可能越安全，但中药的毒性有时候也是治疗作用，《周礼·天官》有"医师掌医之政令，聚毒药以供医事"的说法。临床上，附子并不是煎煮时间越长越好，比如在《伤寒论》的四逆汤方中，附子一枚生用，以水三升煎煮一升二合，意思是加水三升，然后煮取一升二合，由此可以看出，《伤寒论》中附子煎煮时间并不是很长。通过煎煮法来看，四逆汤仲景并没有强调过久的煎煮，甘草干姜汤中以水三升煎煮一升五合，而四逆汤是以水三升煎煮一升二合，这样对比，四逆汤的煎煮时间并没有比甘草干姜汤的时间长多少。说明在辨证准确、方证对应的情况下，小剂量的附子可以不用先煎。现在医院中用的基本都是黑顺片或淡附片，它本身就是炮制过的，毒性已经很弱了，但是如果附子用量较大，还是建议先煎为主，以确保临床用药安全。

下面我们来谈一谈附子的用量问题。

我是不主张普通疾病大量使用附子的，除非救急，回阳救逆，否则不可盲目大剂量温阳，动辄 100g 或 200g 附子来用。我们学习《黄帝内经》都知道"少火生气，壮火食气"的道理，意思是说小剂量温阳可以补阳气，大剂量温阳虽可取一时之功，然久用必然消耗人体阳气，附子一停，则阳气更虚。就像一个孩子的成长，父母什么都帮他完成（大剂量温阳），将来他长大必然一事无成，而在孩子走偏时稍稍扶之（小剂量温阳），将来可成大才。此外，每一种药物都有其安全剂量范围，有起效剂量，也有中毒剂量，大家读懂中华文化后，便自然会理解，中医治病往往是因势利导，四两拨千斤，而遇急危重症则可先重用以回阳，阳气得复之后，莫贪图大剂温阳之功而续用之不减，当继以小剂量温补之方，如此可尽收其功。下面讲一下我在临证时附子的用量和用法。

1. 用量　我所在单位药房为黑顺片，我的常用量是 5 ～ 20g，遇极个别阳虚甚者会用至 30g，如一些急性左心衰患者用 20 ～ 30g，疗效甚佳。

2. 煎煮时间　我平时开出的处方通常都是要求患者大火煮开，小火煎煮 1 个小时以上，故我的处方中附子很少要求先煎。

3. 附子药证　四肢逆冷，关节痹痛，大便完谷不化，身体机能沉衰。

4. 附子配伍　治表阳虚，附子配麻黄；治里阳虚，附子配干姜。

第八节 关于中药的煎服法

（一）煮中药只能用砂锅吗？

每日门诊，总有不少患者咨询我一个相同的问题：煮中药只能用砂锅吗？我回答：非也。

古人为何用砂锅煮中药？这是一个值得我们思考的问题，然而当今之人愿意静心思考者无几，上至大学教授，下至普通百姓，从中医教材到民间传说，大家只是你传我、我传你地说着煮药一定要用砂锅，不能用其他器皿，如铁、不锈钢等金属器皿，更有个别医生一再交代患者连煮好的中药都不能用不锈钢杯来装，实在荒谬之极。

古代百姓之所以用砂锅煮中药，乃是因为时代背景所决定，中国古代的冶炼技术不发达，产量有限，金属常常是达官贵族家里的奢侈品。作为普通老百姓，温饱尚难以解决，哪还有钱买铁锅煮药，就算家里有一口铁锅，那也是不知道流传了多少代的传家宝，也不知道漏过多少次，补过多少次，只为了全家人能够炒菜煮饭吃，哪里会舍得用来煮中药。但是普通老百姓怎么煮中药？他们挖来泥土制成陶罐，然后烧制成砂锅，从材料泥土到燃料木柴均取自自然，无需花钱，于是才有了砂锅煮中药。

大家再试想一下，砂锅里就不含有铁元素吗？我相信大家和我的认识一样，砂锅里含有的金属元素更多，而且中药中也含有铁元素，所以只能用砂锅不能用铁锅、不锈钢锅煮药和不能用不锈钢杯子盛中药显然是谬论。

疗效的好坏取决于辨证的准确、病机的把握、选药的精准和正确的煎服法，与所用器皿关系不大。

（二）为什么中药煎煮不可取代？

中药的煎煮是伴随着中医而诞生的，几千年来，无论朝代如何更替，无论科技如何发展，煮药始终不可取代。

我在临床中较少使用中药颗粒剂，除非遇到患者没有办法煮药才会使用。临证过程中，常有学生、患者不解地问我，科技发展到今天，已经生产出颗粒剂，为什么还要求患者尽量煮药呢？我想这不仅是学生和患者的疑问，也可能是许多医生的疑问。我来给大家分析一下，帮大家解除心中的疑问。

煮药是中国人的发明，凝结着中华文明的智慧。众所周知，我们所开的方剂是由单味中药组成，每一味中药都有其偏性，试想一下，把一个个带有偏性的中药组合到一个方中，让它们发挥协同作战的作用，这就势必要先进行中药和中药之间的磨合，而这个磨合的过程就是煮药。

我在教学中常常和学生讲，用药如用兵，我们开的每一味中药就像派出去的每一个士兵，我们都知道，士兵要想上场打仗就必须先进行团队操练和团队磨合，否则单靠一己之力是很难赢得战争的，所以我们开的中药方也一定要经过煎煮，才能发挥更好的协同作用。

（三）中药到底该怎么煎煮？

如今的许多医生自认为开完中药就算完事了，不知道交代患者如何煎煮，或者按照书本一些错误的理论交代下去，以至于患者疗效平平或者不显效。那么中药到底该怎么煎煮呢？下面我们通过《伤寒杂病论》原文来说明中药到底该怎么煎煮。

1. 含有麻黄、桂枝、葛根的解表经方的煮法

（1）麻黄汤：上四味，以水九升，先煮麻黄，减二升，去上沫，内诸药，煮取二升半，去滓，温服八合。覆取微似汗，不须啜粥，余如桂枝法将息。

（2）葛根汤：上七味，以水一斗，先煮麻黄、葛根，减二升，去白沫，内诸药，煮取三升，去滓，温服一升，覆取微似汗，余如桂枝法将息及禁忌。

（3）桂枝汤：上五味，㕮咀三味，以水七升，微火煮取三升，去滓，适寒温，服一升。

（4）桂枝加葛根汤：上七味，以水一斗，先煮麻黄、葛根，减二升，去上沫，内诸药，煮取三升，去滓。温服一升，覆取微似汗，不须啜粥，余如桂枝法将息及禁忌。

（5）麻黄杏仁甘草石膏汤：上四味，以水七升，煮麻黄，减二升，去上沫，内诸药，煮取二升，去滓，温服一升。

解析： 从以上5个条文来看，治疗感冒类中药的煮药时间均不应该太短，麻黄汤从九升水煮取二升半，时间肯定超过1个小时。因此，现代中医教学告诉学生，此类中药易挥发、疗效差，应该大火煮开（不用改小火）15分钟左右关火即可，这显然是不可取的。从经方条文来看，方中麻黄、葛根还要先煮，我在临床反复验证之，此类中药按照仲景法煎煮确实效果好。

2. 含有石膏的清热经方的煮法

（1）白虎汤：上四味，以水一斗，煮米熟，汤成去滓，温服一升，日三服。

（2）白虎加人参汤：上五味，以水一斗，煮米熟汤成，去滓，温服一升，日三服。

（3）竹叶石膏汤：上七味，以水一斗，煮取六升，去滓，内粳米，煮米熟，汤成去米，温服一升，日三服。

（4）小青龙加石膏汤：上九味，以水一斗，先煮麻黄，去上沫，内诸药，煮取三升。强人服一升，羸者减之，日三服，小儿服四合。

解析： 从以上4个条文来看，仲景先师并未交代石膏先煮，而是一起煎煮，故今之医生当是受中医教学之影响，交代患者石膏先煮。

3. 含有大黄的泻下经方的煮法

（1）大承气汤：上四味，以水一斗，先煮二物，取五升，去滓，内大黄，更煮取二升，去滓，内芒消，更上微火一两沸，分温再服，得下，余勿服。

（2）小承气汤：上三味，以水四升，煮取一升二合，去滓，分温二服。

（3）调胃承气汤：上三味，切，以水三升，煮二物至一升，去滓，内芒消，更上微火一二沸，温顿服之，以调胃气。

（4）桃核承气汤：上五味，以水七升，煮取二升半，去滓，内芒消，更上火，微沸下火，先食温服五合，日三服，当微利。

（5）大黄牡丹汤：右五味，以水六升，煮取一升，去滓，内芒硝，再煎沸，顿服之，有脓当下，如无脓，当下血。

（6）大黄甘草汤：右二味，以水三升，煮取一升，分温再服。

解析：今之医生用大黄必后下，通常要求患者关火前 5 分钟下大黄，这样做真的正确吗？从以上 6 个条文来看，仲景先师用大黄并未后下，大承气汤中大黄虽看似后下，实则加入大黄后又从五升水煮取二升，显然也是煎煮时间较久。因此，大黄后下显然乃后世医生不解经义之为。我在临床上反复验证，大黄一起煎煮与大黄后下效果相同，可见仲景先师乃临床实践所得，并非虚谈。

另：

（1）大黄黄连泻心汤：上二味，以麻沸汤二升渍之，须臾绞去滓，分温再服。

（2）附子泻心汤：上四味，切三味，以麻沸汤二升渍之，须臾绞去滓，内附子汁，分温再服。

解析：以上两个条文中，缘何有大黄的经方而仅以麻沸汤（沸腾的开水）二升渍（浸泡）之呢？看条文，此二方治疗"心下痞，按之濡"，"心下痞"是指胃部有痞塞不通的胀闷感，"按之濡"是指按之不硬是软的，说明此二方证仅乃气机痞塞不通，尚未达到大便不通的腑实证，故而大黄不用煎煮是担心煎煮会导致患者腹泻，仅以沸腾开水浸泡乃取其轻清降气之所为也。

4. 含有龙骨、牡蛎的重镇经方的煮法

（1）桂枝甘草龙骨牡蛎汤：上四味，以水五升，煮取二升半，去滓，温服八合，日三服。

（2）桂枝去芍药加蜀漆牡蛎龙骨救逆汤：上七味，以水一斗二升，先煮蜀漆，减二升，内诸药，煮取三升，去滓，温服一升。

（3）桂枝加龙骨牡蛎汤：右七味，以水七升，煮取三升，分温三服。

（4）柴胡加龙骨牡蛎汤：上十二味，以水八升，煮取四升，内大黄，切如棋子，更煮一两沸，去滓，温服一升。

解析：我想今之医生几乎每个人开龙骨、牡蛎皆嘱咐患者要先煎半小时，何来之论？纵观以上 4 个条文，仲景先师用龙骨、牡蛎皆未先煮，而是同煎。此亦后世医生不解经义之所为，我在临床上反复验证，龙骨、牡蛎一起煎煮，效果无减。仲景先师之经文皆临床实践所得，绝非虚谈。

5. 含有附子的温阳经方的煮法

（1）桂枝加附子汤：上六味，以水七升，煮取三升，去滓，温服一升。

（2）麻黄附子甘草汤：上三味，以水七升，先煮麻黄一两沸，去上沫，内诸药，煮取三升，去滓，温服一升，日三服。

（3）四逆汤：上三味，以水三升，煮取一升二合，去滓，分温再服。

（4）真武汤：上五味，以水八升，煮取三升，去滓，温服七合，日三服。

解析：我想今之医生几乎每个人开龙骨、牡蛎皆嘱咐患者要先煎半小时，附子先煎更是普遍，从教授到百姓无人不知、无人不晓。分析以上4个条文，我们不难看出仲景先师用附子皆未先煮，而是同煎，且用量并不像今之医生动辄上百克。此亦后世医生不解经义之所为，我在临床上，附子皆与他药一起煎煮，并无不良反应。仲景先师一切理论皆源于临床实践所得。

6. 含有干姜（生姜）、黄连（黄芩）的寒温并用经方的煮法

（1）半夏泻心汤：上七味，以水一斗，煮取六升，去滓，再煎取三升，温服一升，日三服。

（2）甘草泻心汤：上六味，以水一斗，煮取六升，去滓，再煎取三升，温服一升，日三服。

（3）生姜泻心汤：上八味，以水一斗，煮取六升，去滓，再煎取三升，温服一升，日三服。

（4）柴胡桂枝干姜汤：上七味，以水一斗二升，煮取六升，去滓，再煎取三升，温服一升，日三服，初服微烦，复服汗出便愈。

（5）小柴胡汤：上七味，以水一斗二升，煮取六升，去滓，再煎取三升。温服一升，日三服。

解析：从以上5个条文可以看出，仲景先师告诉后代，开中药若遇寒温并用，则宜"去滓再煎"，何也？因为寒温本对立，就像一个团队中有好人、坏人，需要让好人和坏人融合到一起发挥建设团队的作用。这所花费的时间势必比纯好人和纯坏人的团队磨合花费的时间更久一些，同理也就可以理解为什么寒温并用中药需要去滓再煎了。我在教学中常常指出，唯有读懂自然，读懂社会，方能真正读懂中医，因为中医乃国学智慧的结晶。

综上，中药如何煎煮一定要遵循临床实践，一切从实际出发，不可以闭门造车，仲景先师在大量临床实践中总结出煎煮中药的规律，唯望后世医生能够细读经典。

下面我给大家讲讲我在临床中是如何交代患者煮药的。我根据临床实践，并结合经典验证，遂在临床上提出："常见中药若非特殊用途另行交代，皆一起煎煮，煮法是大火煮开改小火不少于 1 个小时。其他如大黄黄连泻心汤、附子泻心汤以沸腾开水浸泡之，芒硝加入汤内后更上微火一两沸，麻黄先煮去上沫，葛根先煎。"

（四）煎煮中药到底该加多少水？

关于煮中药加多少水量的问题的确是一门学问，然而，今之不少医生但凡开中药皆嘱患者以水三碗煮成一碗，从不静心思考水量是否正确，以至于患者经常是要么煮出的药液太多喝不完，要么提前煮干锅；或者部分医生交代患者加水量以超过药面 2～3cm 为佳，结果患者回到家里加水时才发现药材全部漂在水上面，无法确定如何才算超过 2～3cm。显然，这些加水量的做法都是不切合临床实际的。

那么，到底加水量多少才合适呢？在直接回答这个问题前，我们首先要知道以下几点。

1. 主要依据中药量的多少而定　开的中药量大，就加水多一些；开的中药量少，就加水少一些。

2. 依据煎煮时间而定　寒温并用类药物煎煮时间更长，故加水适当多一些。

3. 依据药物吸水多少而定　有些植物类中药加水以后很快被干燥的药物吸进体内，故加水适当多些；有些砂物类中药基本不吸水，可以适当控制一下水量。

4. 依据煮药火候的大小而定　因为每个人煮药时对小火的认识不同，究竟多小的火苗算小火很难界定，而且随着社会的进步，越来越多的电子煎药壶诞生，还有些是用电磁炉的，这造成了煮药火候无法统一界定，故加水量要依据不同的火候而定。

综上，鉴于加水量由以上诸因素决定，所以煎煮中药时加水的多少需要实事求是。纵观仲景先师之加水量，结合现代用药量的情况，常规处方我一般要求加水 4 碗，煮药时间超过 1 个小时，最后煮出 1 碗即可；若为小处方或小儿处方，常以水 2～3 碗煮成 1 碗，并嘱患者第 1 遍煮药过程中一定要边煮药边观察，第 2 遍就能知道加水的具体量。

（五）关于复渣的思考

查看《伤寒杂病论》，我们不难发现，似乎并无复渣之说，究其原因，可能有二：一是经方用量较大，药物浓度较高，通常治病效如桴鼓，故不必复渣；二是当时之中药几乎无人工种植，多为医者上山采药所得，故成本相对较低，所以不用担心浪费，就不再复渣。今之复渣行为恐为后世医生所为，担心浪费也可以理解。

煮药如何复渣，我常如下交代患者：中药宜连续煎煮两遍，每遍均为加水大火煮开改小火煎煮超过 1 个小时，然后把两遍煎煮的中药水倒一起混匀，装进保温杯，按要求服用。

（六）关于服用方法的思考

中药的服法也很重要，我通常如下交代患者。

1. 每日定时发作性疾病　如定时发热等，建议于发热前 1 小时开始慢慢服用，1 天之内喝完。

2. 失眠　若方中有附子，因可致患者精神兴奋，建议白天当茶饮，晚饭前慢慢喝完，这样白天兴奋、晚上抑制，有助于睡眠；若方中无附子，建议中午睡觉前服用三分之一，晚饭后至睡觉前服用三分之二。均为慢慢喝完。

3. 其他疾病　均按照每次喝 1～2 口，每半小时以上服用 1 次，1 天之内当茶慢慢饮完。

大家会发现，我通常要求患者每次少量饮，1 天之内慢慢喝完，这与仲景先师"日三服"法相异。原因如下：第一，现代人不像古代人一样习惯喝中药，一次性喝进去较多常致呕吐；第二，通过观察发现，经方煎煮后，因其直达病所，故一次饮多常反应强烈，有些人指出此为"冥眩"现象，患者比较担心；第三，临证发现，经方少量多次饮用，更有助于吸收和发挥疗效，且无呕吐、冥眩之患。

第九节　浅谈"用药如用兵"

清代名医徐大椿在其所著的《医学源流论》中首提"用药如用兵"之说，云："古人好服食者，必生奇疾，犹之好战胜者，必有奇殃。是故兵之设也以除暴，不得已而后兴；药之设也以攻疾，亦不得已而后用，其道同也。"说的就是病邪好比是敌人，药物好比是士兵，而治病就如同打仗。

自此以后，诸多医生皆言"用药如用兵"，然鲜有阐述者。我本学浅，仅能就个人临证所悟，谈几点粗浅认识。

1.临证处方用药，当天地人皆通　董仲舒在《春秋繁露》里这样解释"王"字："三画而连其中，谓之王。三画者，天、地与人也；而连其中者，通其道也。取天、地与人之中以为贯而参通之，非王者孰能当是？"中医理论的产生，就是通过古人仰观天文，俯察地理，中晓人事，远取诸物，近取诸身，并加以研究总结出来的。讲到这里，不禁让我想起了"西医之父"希波克拉底的名言：知道患病的人是个什么样的人，比知道他患什么病更重要。

中医看病一定要通晓天地人，举个例子，北宋年间，广州府通判杨立之返回楚州，咽喉生疮红肿，溃破脓血如注，寝食俱废，势甚危急，群医束手无策。适值名医杨吉老来楚州，遂前往诊治。杨吉老细察良久，开口说道："不需看脉，吾已知其病因。此疾殊非一般，须先吃生姜一斤，然后方可投药，否则必难治愈。"咽喉溃破流脓，疼痛难忍，当属阳热之证，再吃生姜无异于火上交油，如何吃得？通判想杨吉老阅历精深，医术高明，当无戏言，遂吃起生姜来。初尝几片，并无加重，再吃反觉味道甘甜而香。吃到半斤时，咽喉疼痛渐若消失。食至一斤，开始感觉姜味辛辣，脓血竟止，不知不觉，病已痊愈，甚以为奇。询其缘由，杨吉老答曰："君在南方做官，必多食鹧鸪，此鸟好吃半夏，时间一久，半夏之毒侵及咽喉，故发喉痛。生姜专治半夏之毒，能清其病原，故而药到病除。"

2.攻补兼施，扶正祛邪　我们看战争片都知道，元帅调兵遣将通常都会安排两批人，一批人出门迎敌，另一批人留守阵地，其实就是有攻有守。我们敬爱的毛主席曾经提出著名的"论持久战"和"论游击战"的理论，就是要一边抓生产，一边打游击，生产就是扶正，游击战就是祛邪。所以我们治病开药也一样要做到有攻有守，有散有收。例如，半夏泻心汤，黄芩、黄连清上热，半夏、干姜祛除寒饮，人参、大枣、炙甘草补胃虚；桂枝汤，桂枝、生姜助卫散邪，白芍、大枣助营补虚，炙甘草健胃，胃健则营充卫实，邪气必祛。

3. 正兵迎敌，奇兵制胜 记得小时候看三国演义，特别佩服诸葛亮的用兵入神，常一边正面迎敌，另一边背后偷袭，结果大获全胜。其实中医何尝不是如此，有常法就有变法，而常常变法可获奇效。试举两个例子说明。

例1： 张景岳曾治少妇王某，王某平素喜食生冷瓜果，隐患心腹疼痛之证。每次发病，几天不能进食。数年之后，病发则吐出蛔虫，初时尚少，后来则多至一二十条。更医多人，只知驱虫，随治随生，百药不能根治。张景岳据证察脉，知其伤于生冷，致使脾胃虚寒，阴湿内生。虫无湿不生，唯有温养脾胃，祛其寒湿，杜其虫生之源，方能断根。遂用温中健脾之法，药尽而病除。

例2： 有一人小便赤且痛，凡车前子、桑白皮类利水清热之药均已遍服，始终不愈。遂向当时名医傅时泰请教，傅曰："不用开方，但用好玉桂开水饮之，日一钱，五日当愈。"如其言，果然奏效。人询其故，傅对曰："天下事，和同则易于转移，相激则反生祸患。故以凉解热者，必以热为引；如以兵捕盗，必以盗为眼线，亦此意也。"

4. 兵无常势，水无常形 兵者，诡道也。说的就是用兵之道在于千变万化，而不是墨守成规，因为兵无常势，水无常形，我们用药也是一样。

例如，陈皮一药，今之不少医生强调其用量不可大，以 5 ～ 10g 为宜。看似很有道理，实则谬也，我在临床上总结陈皮的用量规律如下。

陈皮 3 ～ 5g，以升清阳为主；

陈皮 10 ～ 15g，以健脾理气为主；

陈皮 15 ～ 20g，以化痰止咳为主；

陈皮 30g 以上，以降气、止呃逆为主；

陈皮 60g 以上，可以通便导滞。

再如白芍，10 ～ 15g 缓急止痛；20 ～ 30g 可通便；60 ～ 120g 可利胆退黄。

由此可知，遣方用药一定要熟知药性和量效关系，用药之量不可千篇一律，必须依证而变，随势而化，方能做到应手取效！

第十节　关于"君臣佐使"的再认识

君臣佐使，原出自《神农本草经》，书中有云："上药一百二十种为君，主养命；中药一百二十种为臣，主养性；下药一百二十种为佐使，主治病；用药须合君臣佐使。"清代张志聪释义说："上品一百二十种为君，主养命以应天，无毒，多服久服不伤人，欲益气延年轻身神仙者，本上品；中品一百二十种为臣，主养性以应人，有毒，无毒，斟酌其宜，欲治病补虚羸者，本中品；以下品一百二十种为佐使，以应地，多毒，不可久服，欲除寒热邪气，破积聚除痼疾者，本下品；故临证用药须安排好上中下三品，以合君臣佐使。"由此可以看出，君臣佐使之本意乃指上中下三品而言。

君臣佐使成为中医的组方原则最早见于《黄帝内经》。《素问·至真要大论》曰："主病之谓君，佐君之谓臣，应臣之谓使。"李杲在《脾胃论》中再次重申："君药分量最多，臣药次之，使药又次之。不可令臣过于君，君臣有序，相与宣摄，则可以御邪除病矣。"自此以后，君臣佐使被赋予了更具体而神圣的职责，成为组方中必须遵守的主次有序原则，以致后世医生几乎无人敢越此界线。

临证开方一定要遵守此规则吗？

初年临证之时，吾谨守此组方原则开药，辨证虽准，然疗效平平。当深入研究经方之后，适才明白，当有是证用是方，有是证用是药，而不必拘泥于君臣佐使之机械化的约束。以小柴胡汤为例，若发热、胁满甚则加重柴胡用量，若口苦、咽干甚则加重黄芩用量，若呕不欲食则加重半夏、生姜用量，若心下胀满不适则加重党参用量。试问此方何者为君？难道只能是柴胡为君吗？仲景先师立方并非示人无可改动，而是示人以灵活之法应对临床，我们常说"方从法出，法随证立"，实际讲的就是方药依证而变，某个证候突出则某味药加重，此即"有是证用是方，有是证用是药"之道理所在。

第十一节　今人为何生病多

作为治未病科主任，我常常讲，要治病就必须了解疾病的发病机理，要防病就必须了解疾病产生的原因。中医学认为，疾病的发生与机体的正气密切相关，即所谓"正气存内，邪不可干""邪之所凑，其气必虚"。因此，正气虚是疾病发生的内在基础。当今之人为何疾病日多，我总结有以下几点原因。

1. 作息不规律　主要表现为熬夜。

相信在大家的身边，夜猫子变得越来越多，有人因为要处理工作，有人因为要学习，有人因为玩游戏，有人因为球赛世界杯，还有一大批人因为不停刷朋友圈。现在能够在晚上 12 点之前入睡的人变得越来越少。这种长时间的熬夜最消耗人体阳气，阳气是人立命之本，人之死亡乃阴阳离决，其实就是阳（即精神意识）离开了阴（即肉体）。阳气消耗越多，人就越容易衰老，所以现在年轻人脱发、白发、卵巢早衰、性机能下降等问题越来越严重，甚至早死。

所以说，留得一分阳气，便留得一分生机。为了您的健康，还是早点休息为好。

2. 饮食不合理　主要表现为饮食无节律、荤素搭配不合理和营养过剩。

我想现在大部分人应该都脱离了饥饿，实现了温饱。大家手里的钱多了，于是个个都在宣扬自己是吃货，打开微信朋友圈，你可以随时欣赏到各地美食和各色美食。大家只顾满足口福，却无人思考在我们尽情享受这些美食的同时，一些因为营养过剩导致的富贵病，如高血压、糖尿病、冠心病、脂肪肝、高脂血症、中风等正在悄无声息地向我们靠近。今时之人，可谓是无肉不欢，外出就餐尽是大鱼大肉。再就是，现在的年轻人经常为了偷懒不吃早饭，或者为了减肥不吃晚饭。

饮食合理最重要，少荤多素，吃饭七分饱，常留三分饥。

3. 情志不舒畅　主要表现为激动易怒、心情抑郁和胆小恐惧。

激动易怒的人多数手中小有权力或者是无能力的愤青，他们简单地以为冲别人发脾气会显得自己了不起或者以为事情更容易解决。其实不然，发脾气之前，自己身体的气机先紊乱了，自己比别人更容易患病。中医学认为，怒则气升，血菀于上而容易发生高血压或脑出血等。另外，挨骂之人也必然心情不好，容易患病，这是两败俱伤的做法。情绪激动易怒往往不利于社会和谐，所以我在门诊常劝人"以和为贵"，要懂得彼此理解、彼此尊重、互相包容。

说起心情抑郁，我们多会联想到女性，尤其是现代女性，在外要工作，回家要带孩子、做饭，确实非常辛苦，许多家庭中，丈夫不理解，婆婆给脸色，于是现代职业女性压力越来越大，心情抑郁者比比皆是。有研究表明，心情抑郁最容易发生癌症。我在临证中也发现，一些罹患癌症的女性患者，询问其因，皆是因为心情抑郁所致。现代社会的男性其实也经常心情抑郁，或因工作压力，或因人际关系，常导致精神衰弱、失眠，严重者甚至会引起肝癌等疾病的发生。

如果说大部分癌症患者是被吓死的，我相信很多人都会支持这个观点，因为大家身边有太多这样的例子。患者不知道自己患癌时像正常人一样生活，知道病情后，通常一两个月就丢了生命，何故？此因患者内心脆弱，胆小恐惧，最后精神崩溃而亡。

《素问·上古天真论》有云："恬淡虚无，真气从之，精神内守，病安从来。"这实际上是治疗当代人心灵疾病的一个良方。

4. 劳逸不结合　主要表现为过劳或过逸。

关于过劳，我们经常听到身边某年轻人因为工作过于疲劳而突发心脏性猝死，于是大家常对自己说不要太累。可是，大家知道吗？过逸却是一个隐形的杀手，正所谓生于忧患，死于安乐！如今的我们上班不用走路了有车坐，上下楼不用抬脚了有电梯升降，吃饭不用动手了外卖点点就到，睡觉没有硬板了家家席梦思，然而这样的生活方式其实会让人类的生物学特征逐步退化，再加上吃得多动得少，入多出少，于是人体内的垃圾越来越多，血管阻力增大，引起高血压、冠心病、中风等疾病。就像狼和羊的故事，牧羊人为了保护羊而把狼全部杀死，结果羊也会因病而亡。

所以，劳逸结合很重要，我在门诊常告诉患者，平时吃完饭不要坐或躺，要多走动，正如我们的老祖宗所说：饭后百步走，活到九十九。

5. 养生所误导　主要表现为伪养生专家误导群众和群众盲目迷信养生。

如今养生热，电视、论坛、书籍、微信、报纸等养生宣传无处不在，看起来一片繁荣景象，实则误人不浅。许多专家不懂养生，打着养生旗号到处宣讲。比如，在岭南地区讲小雪、大雪节气养生，请问这里有这样的气候吗？每个节气推出一款养生汤，请问百姓都是一样的体质吗？大暑时节，连日阴雨，气温明显降低，基本不用电扇、空调，而有些专家大讲特讲大暑养生如何预防中暑，请问考虑过现实情况吗？中医讲究"三因制宜"，一定要懂得因人、因地、因时制宜。再比如，某电视节目讲现在癌症患者增多，主要是因为家里的切菜板黄曲霉菌太多，还请了某专家现场检测，结果百姓雷倒一片，个个回家就买新的切菜板，其实大家只要静下心来想一想就会明白，我们的爷爷奶奶那一代人切菜板经常没有条件冲洗，切完菜切肉，为什么患癌症的人没有今天多呢？中国老百姓有句名言"不干不净，吃了没病"，听到这句话，或许现代很多人会反对这个观点，但是希望大家别忘记现代免疫学是如何诞生的，只有多接触抗原，机体才能多产生抗体，才会少生病，要明白温室里的花朵是经不起风雨的。

再举个关于喝水养生的例子，某些专家告诉老百姓每天至少要喝八杯水，于是乎，盲目顺从者众，殊不知人类进展到今天身体已经非常智能，口渴了自然会发信号让你喝水，而且今时之人体内多寒湿，喝水越多体内蓄水也就越多，于是水肿、头晕等就会增多。再比如某养生专家称饭后不能多走动，容易胃下垂，这更是错误至极，试想一下就明白，人吃饱饭坐下来时，胃里因为盛满食物而下垂成倒钩状，人活动以后胃肠蠕动加快，食物很快从胃内推进肠内，请问如何得胃下垂呢？还有些养生专家人云亦云，让百姓多吃水果，每天都要吃水果，我在门诊发现，现在许多年轻人患糖尿病，追问原因才发现每天都在吃水果，家里根本没有糖尿病病史。

我经常被邀请去各大场合和单位讲养生，其实更多时候是纠正一些所谓养生专家的错误，希望还百姓一个正确的养生之道，我常告诉百姓，养生不是什么高大上的理论，而是藏于我们日常生活中。比如日出而作，日落而息；比如冻头暖脚；比如冬吃萝卜夏吃姜；比如晨练必待日光；比如春夏养阳（即阳气舒展升发），秋冬养阴（即阳气收藏）。

我常通过讲课或门诊告诉百姓，千万不要盲目迷信所谓养生专家的理论，评判一种养生方法是否正确的唯一标准就是一切养生都必须遵循自然规律，凡是违背自然规律的做法都是错误的养生。

第十二节　阳气的重要性

阳气对于每个人来说都非常重要，可以说贯穿人的一生。从我们一出生，阳气就开始发挥其作用。

我们把小儿称作"纯阳之体"，并不是说小儿阳气有多足、多旺盛，而是指小儿生长速度非常快，似晨起之太阳，转眼就已升高。青壮年，我们说他们年富力强，这才是指阳气充足。老年人，我们常把他们比作"夕阳"，是因为老年人阳气日渐衰退，中华民族有尊老爱幼之传统美德，于是我们常敬曰："最美莫过夕阳红。"最后，我们的生命走向终点，生命的结束，中医学称之为"阴阳离决"，其实就是阳气（即精神意识）离开了肉体。

由此可见，我们每个人的一生都伴随着阳气的生长和衰退，更确切地说就是阳气主宰着人的一生。中医学认为，女子以35岁为分界（女子以7为周期），男子以40岁为分界（男子以8为周期），女子35岁之前、男子40岁之前，阳气一天比一天旺盛，女子35岁以后、男子40岁以后，阳气一天比一天衰退。形象一点比喻的话，人生就像是一个阳气的抛物线，女子阳气的顶点是35岁，男子阳气的顶点是40岁，我们都知道物极必反的道理，所以当阳气到达顶点之后自然就开始衰退，这是任何力量不可打破的自然规律。

一些细心的人会惊奇地发现，自己或孩子小的时候，通常感冒都是高烧、咽痛，而随着年龄增大，尤其是30岁以后，感冒基本就很少发高烧、咽痛，而且还常常怕冷明显。此外，我们还可以发现，女子35岁、男子40岁之前身体很棒，极少患大病，而之后则疾病越来越多，诸如高血压、糖尿病、冠心病、肿瘤等疾病仿佛是如约而至，尽管天天体检，依旧防不胜防。其实这是因为阳气衰退，阳气就是我们身体的正气，就是我们身体的免疫力、抵抗力，中医学认为，"正气存内，邪不可干""邪之所凑，其气必虚"。所以，人体的疾病同样是由阳气决定的。学过历史，我们都知道，八国联军为什么会发动侵华战争，就是因为我们的清政府软弱无能，因为我们的国家没有实力对抗，因为我们的正气不足，免疫力不够，所以打铁还需自身硬就是这个道理。弱肉强食是地球上的自然规律，唯有自身强大起来，才能不受欺负，唯有阳气充足、正气旺盛、身体强壮，才能不受病邪的侵袭。

现在我们明白了是阳气主宰着我们的生命和疾病，那么我们就应该学会爱惜和保护人体的阳气，这样才能做到真正的延年益寿，不生病，少生病。

第十三节　如何固护人体的阳气

提起固护阳气，很多人都说要多锻炼身体，毕竟生命在于运动，于是开始早起晨练、拼命跑步、疯狂打网球、天天打篮球等，其实这些方法都不够正确。到底该如何固护阳气，我来分析一下。

1. 休息很重要　地球之所以分白天（阳）和黑夜（阴），就是告诉我们，白天为阳，可以活动，夜晚为阴，应该休息。现在很多人把"阴"简单理解为阴液，这是错误的，阴是指收藏，主要是收藏阳气、涵养阳气，为了第二天有充足的精力（阳气）来工作。大家想一想，为什么极昼和极夜的地区不适合人类生存呢？所以，晚上我们一定要注意早点休息，以补充体力。那么，我们什么时间睡觉比较合适呢？我来告诉大家，原则上应该是日出而作、日落而息，也就是随着太阳落山就应该减少活动，注意涵养阳气，但是现在很多人恐怕根本做不到，我建议大家尽量要晚上12点之前进入睡眠状态，因为从地球的自转我们可以明白，夜里12点开始太阳就在逐步向我们靠近，黎明正在向我们走来，人体进化到今天，已经和自然规律息息相关，如果夜里超过12点还没有入睡，那么就很难入睡了，时间一长还会引起失眠。

2. 莫贪凉饮冷　随着经济条件的好转，越来越多人的家里用上了空调、冰箱。相信老一辈的人们都知道过去的孩子很少患过敏性鼻炎，而如今的孩子几乎个个早上起床都会打喷嚏、流鼻涕，究其原因主要就是长期吹空调伤了人体阳气。另外，现在越来越多的年轻人嗜好冷饮，喝冰冻啤酒、饮料、吃冰激凌，饮冰冻矿泉水，可谓是无冷不欢，殊不知这样的冷饮正在悄悄毁掉年轻人的阳气。

3. 选择合适的运动方式　一提起运动，很多人都会说自己天天早上或晚上跑步，或者每天走了一万多步（手机计步器累计结果），这种运动方式是不对的。那么，什么才是合适的运动方式呢？我建议，女性35岁、男性40岁之前可以适当跑步，或者偶尔做下剧烈运动，如打网球、打篮球、踢足球等；而在此年龄之后，建议以健步走为主，就是比散步快，比慢跑慢，以不增加心率为代价的锻炼方式。

第十四节　今人为何"虚不受补"

我在门诊临证过程中，日日听患者说很多医生都说他（她）阳虚，但是只要自己吃点温热的食物或药物，就会很快出现上火咽喉痛的情况。患者对此感觉十分困惑。为何会"虚不受补"？

下面我来解答一下大家的困惑。

当今之人多寒湿体质，寒性属阴，气机趋下，湿性如水，往低处流动，故寒湿之人其表现多为腰腹以下寒凉沉重。人是阴阳之综合体，阳气本该在人体下部方可向上温暖全身，下部寒湿则会逼迫阳气上浮头面，故常会出现口干、口苦、头胀、头晕、头痛、失眠、咽痛等，尤其是进食温热食物或药物更明显。中医学认为，两阳相加便是火，所以就非常容易上火。这就是今人为何"虚不受补"之原因所在。

我在临床上总结当今国人体质特征，发现往往呈现"上热下寒，上盛下虚"之候，故而临证多用柴胡桂枝干姜汤、乌梅丸、潜阳封髓丹等组方。

第十五节　关于乙肝的思考

1. 西医对乙肝的认识　在我国，乙肝病毒的感染率是比较高的，每年死于肝硬化、肝衰竭和肝癌的患者也是非常之多。科技发展到今天，抗乙肝病毒的西药也研发了不少，缘何乙肝仍然没有得到很好的解决呢？要回答这个问题，我们就要了解乙肝的基础与临床。

我们先来认识一下乙肝病毒，通俗来讲，乙肝病毒就是专门喜欢侵犯肝细胞的病毒，乙肝病毒侵犯肝细胞后，会在正常的肝细胞内留下乙肝复制的模板——cccDNA，中文名叫共价闭和环状 DNA，这种物质会在肝细胞内不断生产乙肝病毒，并释放入血，就像一个汽车工厂，它可以不断地生产汽车并输出去。要彻底解决乙肝病毒，就必须消灭藏在肝细胞内的复制模板 cccDNA，然而要想消灭 cccDNA 就必须把自己的肝细胞破坏掉，这是一个双亡政策，说明乙肝病毒很聪明。

那么，感染了乙肝病毒都会转成慢性吗？这是不对的，婴幼儿感染乙肝病毒几乎都会转成慢性感染，成年人感染乙肝病毒只有少数免疫力极差的人才会转成慢性感染，而大部分成年人都会通过自身免疫清除病毒，这说明乙肝是一个与免疫相关的疾病。那是不是只要感染乙肝病毒就是肝炎了呢？这也是不对的，肝炎一定要有炎症的指标，如转氨酶升高或肝穿刺活检、影像学检查提示肝脏有炎症改变时，才能称为肝炎，如果没有炎症，就称为乙肝病毒携带者。如果患者没有做检查，我们可以笼统地称之为慢性 HBV 感染者。

乙肝的抗病毒药物真的能够治愈乙肝吗？答案是否定的。因为目前所有的抗乙肝病毒药物（包括核苷类抗病毒药物和干扰素）都只是通过抑制病毒复制来发挥作用，而不是清除病毒，所以停药后一定会反弹，只是时间的问题。这就像割草机割草一样，只斩草不除根，印证了我国古代一首诗所写的：野火烧不尽，春风吹又生。因此，从根本上来说，抗乙肝病毒的西药是不可能彻底解决乙肝病毒的。临床研究还发现，在抗乙肝病毒的西药中，抑制病毒复制越快、越强的药，停药后反弹越早、力度越强，这是合乎自然规律的：哪里有压迫，哪里就有反抗，压迫越强，反抗就越激烈。

2. 我对乙肝的认识 临床上，我把乙肝分为 3 期：病毒携带期、肝炎期、肝硬化期。下面谈谈我对这 3 期的中医认识。

（1）病毒携带期：西医学中也叫免疫耐受期，此期的最大特点就是机体的免疫力对病毒视而不见或者无能为力，就像清朝末年列强一点点瓜分中国，而清政府却软弱无能任人宰割一样。中医学认为，"正气存内，邪不可干""邪之所凑，其气必虚"。机体之所以感染乙肝病毒，就是因为正气不足，在人体所有气当中，能够起到防御外邪作用的只有卫气，故正气不足要落实到卫气身上，卫气出于上焦、源于中焦、根于下焦，卫气不足的根本原因在于中焦脾胃和下焦肾的虚弱。中医学认为，脾胃为后天之本，五脏之中心，如果脾胃虚弱，就像清政府软弱无能招致八国联军发动侵华战争一样，这就是"邪之所凑，其气必虚"的道理，也是地球上弱肉强食的自然规律。而肾为先天之本，主骨生髓，我们机体的免疫细胞也源于骨髓的造血干细胞，肾就如同祖宗给我们留下的基业，如果肾不虚，就说明祖宗留下的基业庞大，实力尚强，就算政府软弱无能，至少百姓也可以把列强赶走，正所谓"瘦死的骆驼比马大"。若肾与脾胃皆虚，那么乙肝病毒感染以后便可以长驱直入，大肆掠夺。因此我提出，**脾虚为乙肝的发病之本，肾虚为乙肝的迁延之本**。此期的治疗重点：**健脾补肾，提高机体免疫力**。

（2）肝炎期：西医学中也叫免疫清除期，此期的最大特点就是机体开始主动清除病毒，就像当年日本侵华，于是一些仁人志士开始奋起抗日。清除病毒的过程不可避免地会破坏感染了乙肝病毒的肝细胞，于是转氨酶就会升高，这就像是打仗就必然有流血牺牲一样。此期的治疗重点：**解毒、排毒**。就像中日战争打得最激烈的时候怎么办，那就请外援帮忙，这个外援就是解毒、排毒的中药。

（3）肝硬化期：当然也包括肝纤维化期，此期的最大特点就是炎症导致肝细胞坏死之后，大量纤维组织开始增生替代，这就像战争结束后我们的家园被毁，民不聊生一样。此期的治疗重点：**通络**。记得小时候，村子里很多家的外墙上都会被刷上大字标语：要想富，多修路。这句话说得很贴切，一个地区要重建、要发展就必须打通交通，让物资运进来，这样才可以发展，就像西藏自治区，青藏铁路的修通加快了西藏自治区的发展进程，就像改革开放，打开大门才能迎来发展。人体肝脏的重建也是一样的，需要打通交通（即通络），让新鲜的血液流进来，肝脏才能重建，而让肝脏交通堵塞的就是**"气、血、水（聚为痰）"**，所以我们要通过行气、活血和化痰的方法来打通肝脏的交通。

总结：现在大家明白了我对乙肝的中医解读，早年读研究生之时，我曾经在《新中医》杂志以第一作者身份发表了一篇原创论文，题目为《慢性乙肝从虚毒络论治》，大家可以在网上下载，详细阅读原文。

（注：虽然此文后来被人盗用发表在学术会议上，但也从侧面说明了此文的临床价值所在。）

第十六节　关于肿瘤的思考

1. 什么是肿瘤？　提起肿瘤，现代人不只是谈癌色变，甚至已经到了谈瘤色变的程度，那么到底什么是肿瘤呢？为什么肿瘤会如此可怕？

西医学认为，肿瘤是指机体在各种致瘤因子作用下，局部组织细胞增生所形成的新生物，因这种新生物多呈占位性块状突起，故也称赘生物。这段话可能有点太专业了，不太容易理解，我来用通俗点的语言解释给大家吧。

我们的身体每天都在进行着新陈代谢，体内的细胞时刻都有衰老凋亡的，也时刻都在重生着新的细胞。如果我们把新生的细胞定为18岁，这算是成熟正常，那么一些没有长到18岁的细胞就是肿瘤细胞，其中越是接近18岁就越是良性，而越是远离18岁就越是恶性，所以低分化的肿瘤细胞比高分化的肿瘤细胞其恶性程度要高，就是这个道理。

从这个角度来理解，我们每个人体内每天都会产生很多肿瘤细胞，因为人体的细胞都在不停进行新陈代谢，有凋亡和新生的细胞，也总有新生长不成熟的细胞，那就是肿瘤细胞。所以人人体内皆有肿瘤细胞，是不是很可怕？其实也不用怕，因为人体内除了肿瘤细胞外，还有免疫细胞。如果把肿瘤细胞比作是小偷和恐怖分子，那么免疫细胞就是警察和武警部队，免疫细胞发现肿瘤细胞就像警察发现小偷、武警发现恐怖分子一样，会一举将其歼灭。

理解了什么是肿瘤，那么为什么肿瘤会如此可怕呢？

因为肿瘤就像社会毒瘤一样，如果你不去铲除它，它就会腐蚀周边的环境，继而破坏社会的稳定，然后颠覆国家的政权。因此，患者的肿瘤会增大，然后浸润，继而会出现广泛转移，最后把机体营养耗尽，导致患者多脏器衰竭而死亡。因为死亡对于大多数人来说是可怕的，所以大家才会谈癌色变。很多肿瘤患者一经查出，很快便被吓死了。

2. 人体为何会生肿瘤？　要了解人为什么会长肿瘤，就必须先明白一个道理，就是人体是一个平衡的系统，西医所说的肿瘤细胞与免疫细胞的平衡，也就是中医常说的阴阳平衡。肿瘤的产生是平衡系统遭到破坏，或者免疫功能低下，如艾滋病患者容易发生肿瘤就是这个道理；又或者是因为致癌因素的增加，如中原某县食管癌高发与当地居民饮食习惯有关就是这个道理。

我在临床教学和养生科普中常讲到，肿瘤的发生是内因和外因共同作用的结果。其中内因是指细胞的不停凋亡再生和遗传因素（即家族有癌症病史），而外因常指饮食因素、作息因素、情志因素、药物因素和某些疾病状态等。哲学上讲，内因往往起决定性作用，很多肿瘤患者经常问我，自己家族并无癌症病史，自己为什么会患癌症？我告诉他们，因为每个人体内的细胞每天都在不停凋亡和再生，而你又恰恰创造了让细胞再生不成熟的外部条件。所以，今天的临床观察发现，许多肿瘤患者确实没有家族癌症史，但他们的确是有外因的作用，如经常熬夜，经常生气压抑，长期服用激素，患有某些特殊疾病等。所以，我经常提醒大家，不要以为家族没有癌症病史，就可以高枕无忧，如果你不注意自我调整，让自己长期处于一种亚健康状态，那么你就已经具备了患肿瘤的潜在条件，只是需要时间的积累，量变引起质变而已。

我再从中医的角度解释一下人为什么会生肿瘤。我常说，读懂自然才能读懂中医。我们观察大自然就会发现，干燥的沙漠里基本不会生长植物，因为缺水，没有营养供应；山坡上阳光、雨水充足，所以植被茂盛；而桥下的污水边、海边潮湿的岩石缝里则常常是苔藓丛生、蚊虫横行。自然告诉我们，只有阴冷潮湿的环境里才会生长毒瘤，只有暗无天日的环境里才会躲藏恐怖分子。《素问·阴阳应象大论》说："阳化气，阴成形。"就是这个道理。人体肿瘤的产生就是由于人体阳气不足，寒湿内蕴，气机不通，血行瘀滞，寒湿瘀凝结而化生了肿瘤；而肿瘤的快速生长则是因为机体免疫的失控，换个理解就是阳光不能照射到这片黑暗的角落，就是国防的衰弱导致恐怖分子有可乘之机，于是其疯狂吸取人体营养物质（造成恶病质），肆意扩大地盘（癌症扩散），直到最后吞噬整体生命。

3. 手术、化疗真的能治愈肿瘤么？　曾经，某地一个有名的外科教授和我聊天，说起了自己行医的无奈，他是一位非常有良知的医生，他说自己曾经天真地以为只要把肿瘤切除，把周围淋巴结彻底清扫，再配合化疗、放疗，绝对可以让肿瘤无处躲藏、无处安身，束手就擒，死无葬身之地。然而，患者不到一两年就复发或者被肿瘤夺去生命的现实彻底击碎了他的梦想，他很苦恼。

我告诉他，西医的手术和化疗、放疗就像割草机割草，只斩草而不除根，只要人体产生肿瘤的环境不改变，做再多的努力也都是无济于事。西医的手术和化疗、放疗其目的只是为了让肿瘤不能再生，而改变人体致癌环境的做法才能够真正做到让肿瘤不再生。所以，我对他说，西医的做法永远不可能根除肿瘤，因为它不从改变致癌的环境方面入手治疗。

我们常说，时势造英雄，如果没有了所谓的时势，英雄恐怕也只能折腰。所以，改变人体致癌的环境是治愈癌症的关键。人体致癌的环境就是"寒、湿、瘀"，故我在临床上提出要"温阳、化湿和活血"以改变致癌的内环境，从而彻底根除肿瘤，方能对肿瘤勇敢地说出那句：滚蛋吧，肿瘤君！

4. 中医如何挑战肿瘤？　在今日之中国，一些西医大夫常对肿瘤患者说：绝对不要服用中药，不但治不好肿瘤，而且会导致更严重的肝肾损害。对于肿瘤患者来说，面前是条岔路，一条是西医大道，结伴而行者众，虽最后不免一死；另一条是中医小道，冒险前行者寡，虽最后可能生还，但尤几人敢挑战。这就是今日中国肿瘤治疗的现状。

于是，有人提出可否两条道一起走，结果发现，比单走西医大道多活了几年，但又比单走中医小道少活了很多年。许多人不解地问我，为什么中西医结合不能取得比单用中医更好的效果呢？我告诉他们，是西药的攻击性太强了，那不是"杀敌一千，自损八百"，而是自损了无数倍无辜的细胞。化疗药就像一颗原子弹，虽然炸死了恐怖分子（癌细胞），但也炸死、炸伤了无数无辜的百姓（自身免疫细胞），这其中也包括了用中药挽救的那些生命。

谈到这里，相信大家最关心的就是中医如何挑战肿瘤了。我在临床教学中常跟学生讲，治疗肿瘤一定要采取伟大领袖毛主席的**"论持久战"**和**"论游击战"**。

之所以论持久战，是因为肿瘤的产生非一朝一夕，肿瘤只不过是全身肿瘤细胞的局部表现罢了，这就像当年抗日战争，日本占领了中国，你只是去拼死炸几个碉堡、夺一两个城池，又有何用？只会白白送死，牺牲有生力量，所以要从长计议论持久战，兵法讲战争最怕拖延，拖久之后敌人必败。

之所以论游击战，是因为我们在发展生产（即中医扶正）的同时也不能让敌人（肿瘤）的日子好过，适时出兵击之，让其惶恐不安、坐卧不宁，待机体正气充足，邪气也疲惫不堪之时，再一举攻之，方可大获全胜，从而彻底治愈肿瘤。

第十七节　学中医的四重境界

第一重境界，一方对一病。

此为初学中医之人的思维特征，他们希望得到某个方可以治疗某个病，于是疯狂抄记秘方和专家经验方。

第二重境界，一方对一证。

此为经历了一定临床实践的中医之人的特征，他们开始回归辨证论治，是上一层境界的升华。

第三重境界，明理以选方。

此为经历了大量临床实践后的中医之人的特征，他们不再停留在单纯的辨证论治上，而是开始探寻疾病的机理，将辨证论治和整体观念结合在一起。

第四重境界，心中无方亦无法。

此为通透天地人之境界，深谙阴阳变化之理，不再拘泥于方与法，而是见招拆招，无招胜有招。若能达此境界，则无病不可医。

第十八节　中医五字真言

中医五字真言，即"阳、阴、气、血、水"。其实，人体无非是气、血、水的运行。人的健康是阴阳平衡的结果，中医称之为"阴平阳秘"，而疾病的产生则是阴阳失衡所造成的，阴阳失衡具体而言就是气、血、水的运行失常。中医五字真言是我在长期门诊临证过程中总结出来的,希望可以将博大的中医文化化繁为简,更希望中医后学之人可以执简驭繁。下面我来详细解读一下。

1. 阳 阳是人身立命之本,贯穿着我们生命的始末,故阳气之于人体来说非常重要。阳气代表着正气,也就是西医所说的免疫力,阳气不足则容易患病;阳气代表着生发之气,阳气足则精神焕发,阳气不足则容易萎靡不振或疲劳;阳气就是人的精神意识,所以我们在抢救患者生命的时候,西医使用毛花苷 C 强心,中医使用附子回阳救逆,都是为了留住阳气。人是阴阳的综合体,阴是肉体,阳就是精神意识,生命结束就是精神意识离开肉体,其实质就是阳离开阴,中医称为"阴阳离决"。所以,如果想延缓衰老,减少生病,那么就一定要保护好自己的阳气。

2. 阴 阴是生命的附着体,即肉体,是人精神意识存在和发挥的物质基础,如果我们把阳比作是能量的话,那么阴就是提供能量的物质。阴还代表一种收藏之气,如果阴不足,收藏不及,会导致阳漂浮于上、散布于外而不能回归内守,就容易出现心烦、失眠、多梦等阳气偏亢的情况,阳气偏亢日久会更加消耗物质基础的阴,慢慢就会导致机体的消瘦。但要注意的是,什么是真正的阴虚?比如,肝硬化大量腹水患者,出现口干舌燥,舌头光红无苔,许多中医专家辨证认为这是"阴虚水停",还提出了所谓"阳虚易治,阴虚难调"的理论,这是不对的。根据临床实践结果,按照养阴利水的方法治疗,效果并不明显,反而以温阳利水,少佐养阴为法可取得良效。究其原因在于没有理解清楚阴阳,此类患者只是水液代谢障碍,循环运行出了问题,水聚在腹中,并非真正阴虚,而舌光红无苔是因为阳气不足,无力蒸腾气化所致,所以治疗上通过温阳利水可以促进水液循环,水液运行正常,腹水自然消退,少佐养阴只是为了缓解口干舌燥。

3. 气 气,是生命的始动力,生理上推动着人体内血液和水液的运行,我们的老祖宗常说一句话,就是"人活一口气"。如果这口气在,那么血液和水液就可以在体内运行循环;而如果这口气没有了,那么血液、水液就会在体内停滞,生命也就该结束了。

气的病理状态有两种,一实一虚,实则气滞,虚则气虚。气陷源于气虚,气虚无力升清则下陷;气逆源于气滞,气滞不通则易逆于上。

4. 血　血，是人体生命活动的物质基础，生理上，人体内诸脏腑功能的正常发挥无不依赖于血，正如《素问·五脏生成》所云："故人卧血归于肝，肝受血而能视，足受血而能步，掌受血而能握，指受血而能摄。"

血的病理状态亦有两种，一实一虚，实则血瘀，虚则血少（即血虚）。

5. 水　水，是生命之源，人体约75%是水，人体的每一个器官都含有极其丰富的水，血液和肾脏中水占83%，心脏为80%，肌肉为76%，脑为75%，肝脏为68%，骨头也含有22%的水分。我们都知道，生命是由细胞组成的，而细胞必须"浸泡于水"才能得以成活。干燥是老化的主要表现，年轻人细胞内水分占42%，老年人则只占33%，故老年人会产生皱纹，皮下组织渐渐萎缩，人老的过程就是失去水分的过程。这和上面讲的阳气衰退导致变老是一致的，所以一代经方大师胡希恕先生一直强调的阳气就是指津液。这也就是为什么出汗多伤阳气，津液丢失过多其实就是在丢失阳气。

水的病理状态也有两种，一实一虚，实则水停（为湿、为饮、为痰、为肿、为水邪），虚则津不足（即津亏）。

第十九节　试论西医与中医的区别

西医是建立在西方文化的基础之上，西方文化强调个体的独立性，认为一个人只有完全脱离社会关系，真正做到关注自我，才能成为一个真正意义上的人。在这种思想的指导下，就会产生为了个体利益、局部利益和眼前利益不惜牺牲整体利益的做法，我把其理解为以进攻为主，简单粗暴对抗，就像抗生素杀菌，化疗药杀肿瘤，但都没有顾及对身体的伤害。

中医是建立在中国仁和文化的基础之上，中国文化重视整体的重要性，认为人之所以为人，必须成为社会关系中的一员。在这种思想的指导下，就会产生个体服从集体，局部服从整体的做法，我把其理解为防守与进攻兼备，但以防守为主，正如中医扶正与祛邪的治疗原则，从大局来看，扶正为主要，局部的问题一定会在整体的发展中逐步得到解决。

举例来说：

1. 高血压的治疗 高血压的发生是人类不断进化后机体应对血流阻力增大的一种本能的自我保护性反应，西医降压药解决的并不是血流阻力的问题，而是选择扩张血管、减慢心率、降低心肌收缩力和减少血容量，所以西医降压药不能随便停药，停药一定会反弹，就是这个道理。从另外一个角度去理解，血管被扩张、心率被减慢、心肌收缩力下降和血容量减少以后，血流动力势必会降低，血液流速必然会减慢，这就为缺血梗死埋下了伏笔，然而西医却宣称降压可以预防脑梗，这从血流动力学上是解释不通的。中医治疗重视阴阳的平衡，重视气、血、水的运行顺畅，通过中药治疗解决血流的阻力问题，则血压自然可以恢复正常。

2. 消化性溃疡的治疗 消化性溃疡犹如河堤决口，西医的治疗是用质子泵抑制剂抑制胃酸分泌，犹如闸住上游来水，继而用黏膜保护剂修复河堤，疗程一到即停药，相当于开闸放水，结果很多消化性溃疡的患者刚恢复的溃疡又复发了，为什么？这个治疗逻辑看似非常完美，却输在了违背自然规律上，胃酸的分泌是帮助消化食物的，现在胃酸被抑制后势必引起消化功能的下降，胃酸被抑制就像河流被闸住了，上游的水（胃酸）还在蓄积，一旦停药，犹如开闸放水，势必引起一股洪峰，西医称之为"停药后 24 小时酸的高分泌状态"。所以，西药一停，溃疡就会复发，犹如刚修复好的河堤（胃黏膜）被冲垮。中医治疗消化性溃疡同样考虑的是阴阳平衡问题，中医的治疗就像大禹治水，宜疏不宜堵，在胃酸正常分泌的状态下解决溃疡问题，故不容易复发。

3. 感染性疾病的治疗 人体感染细菌、病毒就好比遭受列强的入侵，西医的治疗是杀菌、抗病毒，简单粗暴对抗，他们不懂"杀敌一千，自损八百"的道理，而且这个世界的自然规律是"哪里有压迫，哪里就有反抗"，所以当人们想要杀死细菌和病毒的时候，细菌和病毒为了生存就必须选择逃逸机制，产生耐药机制或者发生基因突变，于是"超级细菌""超级病毒"也就诞生了。中医考虑的是人体为什么会感染细菌和病毒，如何祛除细菌和病毒，如何预防再次感染细菌和病毒？于是提出扶正和祛邪的原则。为什么中医讲祛邪不讲杀邪呢？这和中国文化有关，中国文化重视"和"的思想，细菌和病毒本就在这个世界存在，人类要做的是如何与之和平共处，不被其感染，如果感染，将其"祛除"即可，因为你不可能将地球上的细菌和病毒全杀尽。

4. 肿瘤的治疗 肿瘤就像人体的毒瘤，西医的治疗很简单，进行手术、化疗、放疗，直接把肿瘤杀死，结果发现肿瘤是"野火烧不尽，春风吹又生"，最后肿瘤没杀死，生命却终止了。中医思考的是肿瘤为什么会在人体形成，大家都知道，只有当政府、警察不作为时才会导致黑恶势力的猖狂，政府、警察相当于身体的正气，也就是免疫力，而黑恶势力就是社会的毒瘤，也相当于人体的肿瘤。所以，中医提出扶正和祛邪的治疗原则，既扫清了黑恶势力的肿瘤，又发展经济扶助了身体的正气，最后人还健康地活着。

西医和中医的区别当然还有很多，远不止这些，但通过对比，希望大家真正认识到中医的伟大，认识到其对人体疾病康复的真正意义。

第二十节 谈中医分科之弊端

我相信，今天越来越多的老百姓因为医院分科太细而茫然不知所措。如果自己头痛、头晕，而又有胃痛，又经常咳嗽，那么到底自己该去哪个科室就诊呢？如果去了神经内科，医生看完头痛、头晕就会建议去消化科看胃痛，然后消化科医生看完胃痛又会建议去呼吸科看咳嗽，如此则要经历一大番折腾。如果看好了还可以，如果没有好还可能要住院请各科大会诊，如果不幸病情加重了可能还要进入 ICU，到最后能否痊愈出院就看身体的造化了。

这也许是今天许多老百姓就诊时常经历的，现在就连找中医看病也成了如此。西医分科优点在于可以更精细地完成专科疾病的诊治，但往往忽视了人是一个整体，疾病之间也往往互相联系，有时候甚至是连锁反应的结果。中医的分科更是显得十分尴尬，让老百姓觉得很无奈，中医自古以来基本是不分科的，一个中医大夫常常是内外妇儿皆通，这是为什么呢？

我们要知道，中医所强调的是整体观念和辨证论治，重视疾病证候之间的联系，重视证而不会过多强调病。人体离不开阴和阳，也无非是气、血、水的运行，当你真正明白了"阴、阳、气、血、水"这 5 个字对人体生理和病理的意义，你也就会慢慢明白除了需要手术的外科，中医根本不需要分科，尤其是内妇儿。举例来说，如果患者有高血压、乳腺增生结节、便秘或便溏，经常表现为头痛、头晕、胸部胀痛、口苦、口渴等，我们可以很明确判断其为柴胡桂枝干姜汤方证，若便秘用生牡蛎，若便溏用煅牡蛎即可，如果合并桂枝茯苓丸一起使用，效果更好。这就是中医整体观念和辨证论治的好处，柴胡桂枝干姜汤合桂枝茯苓丸一起使用就可以解决这些问题，就不需要看完神经内科再去看乳腺专科，然后还要去看消化科，也不用再去做乳腺手术。中医让复杂的疾病治疗起来变得简单化了。

近些年，我们的国家也日益开始重视全科医学的发展，中医的发展也不应该完全按照西医的思路去发展，应该遵循中医本身的特点去发展，去发扬光大。

第二十一节　尽信书不如无书

近几年来，中医药越来越受人们的欢迎，上至大学教授，下至普通百姓，无不对中医产生了浓厚的兴趣。作为中医四大经典之一的《黄帝内经》也一下子风靡全国，中医大夫开始张口闭口谈着《黄帝内经》的理论，普通百姓也几乎家家备着《黄帝内经》的养生秘籍，大家日日传颂，却鲜少有人会去思考其理论是否皆正确。古圣先贤的理论几乎无人敢质疑，这是不对的，任何理论都有其不足之处，唯有大胆质疑才能真正推进医学的进步。下面我举一个"病机十九条"的例子来说明一下。

《素问·至真要大论》云："诸逆冲上，皆属于火。"意思是说所有气逆上冲之证都是因为有火所致。这与临床实际情况不完全一致，如咳嗽属于肺气上逆。我们知道仲景先师经常使用小青龙汤、射干麻黄汤、苓甘五味姜辛汤、桂苓五味甘草汤等治疗咳嗽，究其原因就是因为咳嗽常由肺有寒饮不化所致，并非有火；而呕吐属于胃气上逆，仲景先师常用方剂为小半夏汤、大半夏汤、半夏干姜散等，究其原因乃是因为呕吐常由胃有寒饮内停所致，也非有火。

《素问·至真要大论》云："诸躁狂越，皆属于火。"意思是说所有的躁狂之证都是因为有火所致。这也与临床实际情况不完全一致，如仲景先师用桂枝甘草龙骨牡蛎汤治疗烦躁，用桂枝去芍药加蜀漆牡蛎龙骨救逆汤治疗惊狂，皆为阳气不足所致，并非因为有火。

从以上两个例子分析来看，我们读古圣先贤的书也要抱着怀疑的态度，不能人云亦云，尽信书则不如无书。所以，我在全国讲学期间，经常对听课的学员讲，判断一种中医理论是否正确的唯一标准就是临床实践。

第二十二节　可怕的中医自圆其说

我在外出讲学的过程中，经常呼吁说，中医唯有实事求是，才能有真正的发展，否则就只能是闭门造车、纸上谈兵、玩文字游戏而疗效平平，遭人耻笑。

自学中医以来，我发现无论中医考试还是写论文、看文章，都是为了证明一个医案每一步治疗的正确，作者挖空了心思找古训自圆其说，就算某些地方处理失当，最后也被他的中医理论圆满了。中医界有一个很可怕的现象，那就是某专家100个患者看好不到30个，就开始拿着自己偶然成功的病例自吹自擂，满世界宣扬疗效。

想起初年临证之时，常听老一辈专家讲，治病看好十分之三就可以成为名医是因为那十分之七的患者不会说你的不好，而治好的十分之三的患者会到处宣扬你。听到这些话的时候，我就一直在思考，我是要做这种"十愈其三"的名医吗？还是要做一个真正能够治好更多疾病的大医呢？我选择了后者。

然而想要突破"十愈其三"并非是件容易的事情，在这个过程中，我经历了很多中医研究上的磨难，被所谓的中医自圆其说害得不浅。初年临证，我抱着《中医内科学》《医宗金鉴》《医学衷中参西录》等过日子，却发现不管怎么学，疗效总是无法突破，而这些书又都写得那么完美，证型清晰可辨，我甚至都不敢怀疑。后来开始研究《伤寒杂病论》教材，读过无数遍，但到临证依旧不知所以然，疗效只稍稍有所提高，就像后来我有一次外出讲课，一位中医老教授问我是如何学好经方的，她说自己读《伤寒论》不下百遍，却发现书本解析的理论和方药并不适用于临床，我对她说，《伤寒论》教材编写得非常完美，解释条理清晰，逻辑性强，看似无懈可击，然而恰恰是这种看似详尽完美的解析害了经方，让原本简单的经方方证变得复杂而又让人望而却步。我是直到后来读到胡希恕先生解读的《伤寒论》，适才明白了"大道至简"的道理，只需要掌握好"六经八纲辨证"和"辨方证"就可以应对临床上复杂多变的病情，而且疗效甚好。

于是，之后的临床带教，我常对学生讲，要想学好中医就必须实事求是，一切从临床实际出发，改掉"自圆其说"的坏习惯，忘掉中医所谓的"博大"，而要记住人体的五字真言"阴、阳、气、血、水"，记住每一个方证，记住真正的中医就是"大道至简"，而非大道至繁。

第二十三节　需要重新解读的"膏方"

1. 什么是膏方？　提起膏方，我不得不为之叫屈。膏方，又称膏剂，本属于中医丸、散、膏、丹、酒、露、汤、锭八种剂型之一，其作用包括疾病治疗和调养滋补两个方面，而今之中医大夫却往往只知其一，不知其二，只知道冬季进补用膏方，而不知道慢性病的治疗也同样可以选择膏方长期服用，这种思维大大限制了膏方这一剂型在临床上的应用。我在临证过程中，遇到慢性疾病需要长期治疗的患者，通常会建议其把中药浓缩成膏方服用，一则省去了煎煮之麻烦，二则因为膏方是浓缩的中药精华，效果比较好。

2. 如何开膏方？　现在很多医院、药店和部分医药企业都纷纷推出自己的调理膏方，如养颜美容膏、调经种子膏、补肾壮阳膏、益气养血膏、温阳膏、解郁膏、健脾膏、暖胃膏、补肺膏、固元膏等，可以说是五花八门。许多中医专家也打着开膏方的旗号，在书本上或者老中医那抄了几个组方，便不假思索地为患者开起膏方，这是不负责任的。那么，作为一名医生，我们该如何给患者开膏方呢？

就个人的临证经验，我总结如下。

（1）亚健康患者：重点是要辨清患者体质，依据患者个体体质开出一剂中药，然后根据需要调理服用的时长而乘以相应天数，量身定做膏方。

（2）慢性疾病患者：要注意辨证和辨体质相结合，所开中药必须涵盖患者具体证候和体质，处方由治疗疾病和调理体质两部分药物组成，量身定做膏方。

（3）膏方最好以经方作为基础：一则可以减轻患者负担，二则疗效较好。个人不建议膏方中随意添加大量海马、阿胶、鹿茸等名贵中药材，应当根据患者具体体质和病情使用中药浓缩，但考虑膏方黏滞，在处方开药时可以适当加入鸡内金、陈皮等健脾之品。

（4）膏方组成应注意攻补平衡、寒温适宜：因为需要长期服用，故用药不宜太过偏颇。

（5）膏方一次制作的量不要太多：应以1个月左右为宜，方便依据具体情况做调整。

第二十四节　健康问答

每天门诊，我都会遇到以这样那样的理由让我开补药的患者。

有人说："我孩子太瘦了，和同龄的孩子对比，怎么吃都不长肉，麻烦您帮忙开点健脾的补药调调吧。"

我回答："只要孩子健康，吃、睡、精神都正常，瘦点又何妨？"

有人说："我的孩子虚胖，一爬楼梯就喘，麻烦您帮忙开点补肺气的中药吧。"

我回答："您的孩子要做的是减肥，而不是吃补肺气的中药，需要多做运动减肥，吃饱饭不要坐着或躺着，要多走动。肥胖就是因为吃得太多而运动太少，这种入多出少的状态会导致机体废物越来越多，阳不化气便都成了形。"

有人说："我经常头晕、乏力、想睡觉，一上班或上课就困得不行，请问我可以天天泡西洋参喝吗？"

我回答："您的头晕、乏力、想睡觉主要是因为阳虚，体内寒湿太重所导致的，不是气虚，我要做的是帮您温阳利水，而西洋参偏寒性，您不是气虚，所以没必要补气，要注意的是晚上早点休息，不要消耗人体阳气，平时注意锻炼身体。"

有人说："我血虚，经常头晕，可以天天吃阿胶吗？"

我回答："首先，阿胶虽可补血，但止血效果更好，且偏于滋腻，于寒湿体质者尤为不宜；其次，血虚经常头晕往往是血虚伴有水停，应该用中药养血利水进行治疗。"

有人说："我有高血压、糖尿病，听说某保健品效果特别好，吃了可以降血压、降血糖，请问我可以只吃这种保健品不吃药物吗？"

我回答："如果这个保健品能有这么好的治疗效果，那么国家一定不会让其作为保健品销售，而是直接批为药品大量生产，如此简单的道理，想想就会明白。"

有人说："听说冬虫夏草可以提高机体免疫力，我可不可以天天炖来吃？"

我回答："中医讲求'有是证用是药''是药三分毒'，说的就是不要把药当饭吃，您就这么愿意和自己的身体过不去吗？"

有人说："都说'是药三分毒'，我的慢性病经常吃中药会不会伤肝、伤肾？"

我回答："'是药三分毒'说得没错，古人就是告诉你不要乱用药，更不要把药当饭吃。一个高明的中医大夫开中药处处体现的是平衡，有攻就有守，有消就有补，有散就有收，有祛邪就有扶正，所以怎么会伤害身体呢？除非这个大夫的水平不行。"

有人说："我身体很差，但是因为我信佛，所以就不能吃肉，我该怎么办？"

我回答："信佛和吃肉是两个概念，您只是一种迷信而不是真正的信仰，您所追求的是希望佛保佑自身和家人，而不懂修行去普度众生。世间所有的经典所告诉世人的都是追求"真、善、美"，佛也不例外，但佛还告诉世人要知因果，善有善报，要慈悲为怀，要普度众生。世间一切皆生命，一花一草也不例外，所以吃肉和吃菜一样都在进食生命，您需要做的是把吃进去的能量回馈给这个社会，去帮助他人，去改善自然。"

有人说："我经常腰痛，一看专家就说是肾虚，我是真的肾虚吗？"

我回答："腰痛和肾虚不可以直接画等号，现在临床上常见的腰痛很多是因为寒湿所引起，并非是肾虚所致。"

有人说："我才二十多岁，还没有结婚，但是月经量越来越少，总不会是卵巢早衰吧？"

我回答："现在年轻人由于经常熬夜、吃冷饮，常导致机体阳气不足，化生气血减少，所以容易出现月经量少、卵巢早衰等情况。